AF308852

ÉTUDE

SUR

L'AUSCULTATION DU CŒUR

EMPLOI DU DIAPASON

SEUL PROCÉDÉ POUR LE BIEN ÉTUDIER ET CONNAITRE

PAR

Le Dr L'HUILLIER

Médecin de l'institut J. Magot, de Pont-à-Mousson, ancien interne de la Faculté de médecine de Strasbourg,
Membre de plusieurs Sociétés savantes nationales et étrangères.

NANCY

IMPRIMERIE BERGER-LEVRAULT ET Cie

11, RUE JEAN-LAMOUR, 11

1877

ÉTUDE

SUR

L'AUSCULTATION DU CŒUR

EMPLOI DU DIAPASON

SEUL PROCÉDÉ POUR LE BIEN ÉTUDIER ET CONNAITRE

PAR

LE Dr L'HUILLIER

Médecin de l'institut J. Magot, de Pont-à-Mousson, ancien interne de la Faculté de médecine de Strasbourg,
Membre de plusieurs Sociétés savantes nationales et étrangères.

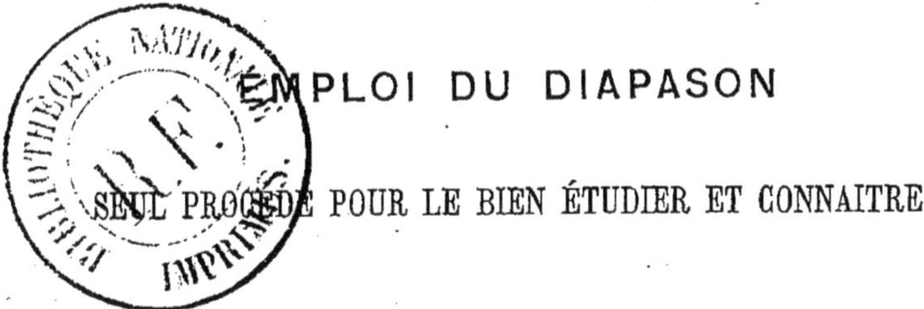

NANCY

IMPRIMERIE BERGER-LEVRAULT ET Cie

11, RUE JEAN-LAMOUR, 11

1877

*A Monsieur le Professeur Stoltz, Doyen de la Faculté
de médecine de Nancy.*

MONSIEUR LE DOYEN,

L'histoire s'est plu à consacrer le souvenir de ces hommes, littérateurs, artistes ou savants, que des malheurs immérités chassèrent du pays dont ils faisaient l'ornement, sur des rivages lointains. Ils n'y furent pas des étrangers et payèrent grandement l'accueil hospitalier qu'ils en reçurent, en semant autour d'eux les éléments d'une magnifique renaissance.

Vous aussi, cher maître, suivi de collègues aimés, vous avez quitté, sous le coup d'une tempête imprévue, les rives d'un fleuve célèbre pour venir dans un pays qui a joui comme le vôtre d'une autonomie mémorable.

Vous êtes venu élever au milieu de nous un monument qui, nous l'espérons, sera à juste titre le fondement d'une régénération de longue durée.

Vous pourrez dire plus justement que le poëte :

Éxegi monumentum ære perennius.

Que le modeste travail qui va suivre soit comme une voix de plus dans l'accueil que la Lorraine fait à vous et aux professeurs distingués qui sont venus s'asseoir à son foyer hospitalier pour servir encore une patrie malheureuse.

Au début de ce siècle, le coup porté à l'essentialité des fièvres a marqué un progrès réel dans la marche ascendante de la science médicale. Pas de maladie sans lésion matérielle, c'est bien là la conséquence de la constitution de l'homme : âme et corps. Pourquoi y aurait-il des souffrances sans qu'elles fussent reflétées plus ou moins fidèlement et sur l'une et sur l'autre ? C'est là un principe fécond qui satisfait à toutes les tendances. Il fut celui de l'école de Strasbourg et le fondement de sa haute renommée.

Mais aujourd'hui on semblerait parfois l'oublier et préférer à la certitude qu'il donne, l'élasticité de certaines doctrines vagues qui s'allient assez bien avec la mobilité naturelle à l'esprit humain et son penchant vers l'indiscipline. Au début des souffrances du cœur, par exemple, lorsque l'imminence de la maladie n'est encore qu'un point noir à l'horizon, on paraît se contenter trop du mot *nerveux*. Cette nébulosité sonore doit tout expliquer, satisfaire à toutes les questions; elle a hérité le prestige dont on a dépouillé le mot *humeur* qui le valait bien. Et cependant si notre principe est immuable, il doit avoir quelque reflet perceptible de cette souffrance dans la matière, reflet encore caché peut-être, mais qu'il faut mettre à nu. Comment le cœur, cet organe si délicat, si riche, si vivant, ne traduirait-il pas dans sa substance les heurts qu'il subit, lorsque tant d'autres organes inférieurs laissent saisir et noter les moindres modifications matérielles? Évidemment il n'en doit pas être ainsi. En effet, le cœur, organe d'harmonie par excellence, traduit ses moindres émotions dans ses battements, dans sa sonorité. Notre modeste étude a essayé de dévoiler les troubles intimes de cette sonorité, de cette harmonie. Arrivera-t-on à en trouver l'équivalence matérielle et à reléguer plus loin le mot *nerveux?* Nous le croyons. Et s'il ne nous a pas appartenu d'ouvrir une voie large et facile, nous indiquons les moyens de la pratiquer.

Sera-ce assez, très-honoré maître, pour que j'ose ici vous offrir, à vous qui avez tant contribué aux progrès de la plus noble des sciences,

L'hommage de la profonde reconnaissance et de l'inaltérable souvenir

De votre très-humble élève,

D^r L'Huillier.

ÉTUDE

SUR

L'AUSCULTATION DU CŒUR

I.

Il est en médecine une méthode admirable d'investigation, la seule qui donne à l'art une sûreté dont il a droit d'être fier ; une méthode qui semble mettre l'organe malade dans la main du médecin, en lui permettant, si l'on peut s'exprimer ainsi, de le retourner en tous sens, avec les éléments de comparaison nécessaires, c'est l'auscultation.

Eh bien ! faut-il le dire ? ce procédé d'examen si délicat, si précieux, participe, lui aussi, à ce manque de pénétration et de fixité que l'on remarque trop souvent dans l'observation médicale.

On n'ausculte plus assez, on n'ausculte plus assez souvent, on se contente trop facilement des bénéfices acquis, sans songer à pousser plus loin la finesse ou la subtilité nécessaires à un diagnostic irréprochable.

Sans doute, dans cette matière, le plus gros est fait ; le diagnostic des maladies de poitrine est relativement assez facile ; le stéthoscope à la main, jeunes ou vieux, nous sommes presque des maîtres. Mais le niera-t-on ? il est des cas assez embarrassants parfois, où le jugement balance longtemps avant de s'affirmer. Une phthisie au début, une endocardite latente, des affections larvées, comme on les nomme, et pendant lesquelles il est à craindre de trop espérer ou désespérer, voilà des faits qui constituent un écheveau que l'on ne débrouille pas toujours d'une main sûre.

Le début dans les maladies, tel est le point noir d'où sortira ou ne sortira pas le danger, suivant la promptitude du malade et du médecin à se mettre en bonne et active besogne. Que de fois peut-être on a laissé passer un rhume léger en apparence, quelques palpitations de cœur plus ou moins senties, suivant les incidents de la vie quotidienne! Cela n'était rien, disait-on, cela n'empêchait pas les occupations actives : puis, après un certain laps de temps, on s'inquiétait davantage, et il était constaté à la fin des altérations graves dont on ne pouvait plus que pallier les effets.

Les poumons et le cœur, bien que séparés par une membrane très-résistante, sont comme des voisins intimement unis par les relations vasculaires et fonctionnelles les plus étroites. Ils remplissent, sans relâche et à l'unisson, le même office, le plus important dans la vie du corps; aussi il n'est pas un dommage pour l'un que l'autre n'en souffre, tant leur association a besoin d'accord et de sécurité.

A-t-on toujours assez considéré cet ordre de connivences? N'a-t-on pas négligé, à certaines heures, de le prendre en assez grande considération? Et lorsqu'il s'est agi d'un cas léger de pathologie pulmonaire ou cardiaque, ne s'est-on pas trop incliné d'un côté ou de l'autre, entraîné par les habitudes d'analyse et d'exclusivisme de la nomenclature?

C'est donc des deux côtés à la fois qu'il faut porter l'attention, et cela à chaque heure, dans tous les cas possibles, même lorsqu'il existe une lésion déjà connue, déjà traitée, car celle-ci, en raison de la réciprocité d'action des deux organes, peut être subrepticement suivie d'une altération organique secondaire. On apprécie mieux ainsi la succession des faits pathologiques, on les relie entre eux suivant les degrés d'ordre et de prééminence, et l'on n'est jamais surpris. N'être jamais surpris, c'est le moyen d'éviter de nombreuses défaites.

C'est dans la maladie du cœur surtout que les difficultés sont grandes, et pour ce qui est de l'endocardite, on sait bien qu'elle ne se révèle pas facilement à son début. Les troubles fonctionnels du cœur précèdent de quelques jours les bruits anormaux caractéristiques. Il y a des symptômes d'excitation du cœur; mais qu'on ne s'y fie pas trop, ceux-ci sont souvent éphémères et parfois si légers qu'ils échappent à l'observation. C'est ce qui a fait si justement dire au professeur Jaccoud : « L'endocardite est du nombre des maladies qui ne se dénoncent pas elles-mêmes ; elle veut être cherchée, et n'est vraiment saisie que par l'exploration directe ; aussi le médecin doit-il toujours avoir *l'oreille au guet*, pour ainsi dire, afin d'être averti de son approche et de la reconnaître au premier signe. »

Il y a là, on ne le niera pas, une situation embarrassée. S'il ne s'agissait que d'une affection légère ou facilement curable, on passerait aisément sur l'hésitation des premiers jours. Mais ici, l'infirmité ou la mort nous menacent dans un lointain plus ou moins rapproché ; d'autant plus rapproché surtout qu'on n'aura pas eu l'oreille au guet, qu'on méconnaîtra le premier signe. Pour avoir l'oreille au guet, il faut être prévenu ; pour reconnaître le premier signe, il faut qu'il ait ses caractères ; or quelquefois l'ennemi est déjà dans la place sans qu'on ait pu donner l'alarme.

Cela tient à ce que nos moyens d'investigation ne sont pas assez sévères. Nous avons, en écoutant les poumons, l'avantage de comparer entre elles leurs différentes parties et de trouver, d'un côté ou de l'autre, des nuances dans le bruit respiratoire, qui sont des signes précieux. Il n'en peut être ainsi pour le cœur : nous ne pouvons le comparer qu'à lui-même. C'est-à-dire qu'en étudiant bien ses conditions de sonorité et cette sonorité elle-même, par les défauts d'accord ou de justesse que nous y trouverons, nous serons prévenus et resterons constamment attentifs. Il faut grossir les premiers indices de l'endocardite, de même qu'au moyen d'une loupe on exagère la dimension des objets à examiner. C'est trop de lenteur que d'attendre l'apparition rapide ou brusque des phénomènes de percussion et d'auscultation qui sont propres aux lésions valvulaires chroniques.

Si les signes vraiment pathognomoniques de l'endocardite aiguë, qui n'existent ordinairement que dans l'endocardite valvulaire, ne deviennent caractéristiques que par l'altération des orifices, il serait encore possible de trouver des signes prémonitoires, et il doit en exister, que l'oreille distinguera lorsqu'elle sera bien familiarisée avec l'étude des bruits du cœur. Avant les désordres graves dus à l'inflammation, il y a les modifications de substance qui doivent se révéler à l'auscultation par des signes spéciaux, des nuances, des variations très-faibles dans les bruits, et qu'il faut s'attacher à trouver et à décrire ; et dès lors il ne sera plus possible de dire que l'endocardite est le plus souvent insidieuse, obscure et comme larvée, silencieuse dans son évolution, presque fatale dans ses effets. On la reconnaîtra à son début le plus léger, comme on reconnaît la pneumonie lorsqu'elle n'est encore qu'une congestion sans consistance, une bouffée sanguine, pourrait-on dire, épanchée dans le tissu vésiculaire.

Ici le problème à résoudre se réduit à une simple question d'acoustique. Déshabituer l'oreille de s'attacher exclusivement à la recherche des grands bruits, bruits de souffle rude ou doux, bruits de scie, bruits de râpe, en la rendant plus délicate, plus accessible aux plus fines nuances dans les modifications des notes du cœur, telle est l'étude à faire.

Cependant il est bon de dire qu'une question d'acoustique ne se juge pas toujours sans conteste. Le sens de l'ouïe est des cinq sens celui qui se laisse le plus aisément surprendre. Habitué aux bruits vulgaires et confus de la vie quotidienne, endormi par une sorte de monotone uniformité, il ignore mille détails d'acoustique qu'une oreille musicale sait distinguer et apprécier à leur juste valeur.

Le sens de la vue est bien autrement puissant ; à l'aide d'un cristal de roche on le met dans des conditions achevées pour bien voir ; de sorte que, dans une question d'optique, Hippocrate et Galien, toujours divisés, seraient aujourd'hui facilement d'accord. L'acoustique ne prête pas à l'unanimité des témoignages, les opinions ne s'y mettent pas facilement en harmonie, le jugement y est lent et difficile ; je n'en veux pour preuve que la difficulté de bien définir les bruits pulmonaires, par exemple ; et c'est là ce qu'il y a de plus positif en médecine.

C'est que nous ne sommes pas encore venus au secours de l'oreille ; son éducation n'est pas faite, et si nous en croyons ce que l'on dit de l'ouïe des sauvages, une oreille civilisée serait un organe presque obtus. Il nous a semblé qu'en imitation de certains procédés de redressement de la vision, on pourrait, au moyen du diapason, venir en aide au sens de l'ouïe, le redresser, le perfectionner, le rendre plus délicat et plus exigeant. Le diapason est un instrument d'acoustique d'une extrême justesse, et dont les sons prolongés, doux et faciles à produire, peuvent permettre une comparaison entre plusieurs bruits perçus pendant sa résonnance.

Son emploi peut-il être applicable à l'étude des bruits du

cœur? Assurément; nous allons essayer de le démontrer en quelques lignes, et de prévenir d'un coup les objections que l'on pourrait faire.

Ce serait trop dire que de comparer le cœur à un instrument de musique, et cependant, pour bien expliquer ses bruits avec tous leurs accidents, on est forcé d'en venir à cette comparaison.

A l'état sain, ils représentent deux notes, un *sol* et un *si*, c'est-à-dire une tierce, et dans le ton d'*ut*.

Ils se produisent un peu en sourdine, surtout le premier, et ressemblent au coup de langue donné dans un appeau ou un cor anglais, par exemple. A l'état normal, ils ont un type à peu près invariable, et qui doit toujours rester dans la mémoire afin de servir de modèle ou de terme de comparaison. Ils sont calmes, bien mesurés, bien frappés toujours dans l'égalité de ton. Plus forts ou plus faibles, ils restent les mêmes et ne vibrent pas, car la vibration est déjà la maladie.

Mais à l'état malade ou lorsque la maladie survient, ils ont plus de rapport avec les sons de deux cordes de harpe, et s'expliquent bien par le toucher de ces cordes, et c'est sur cela que s'appuie surtout notre manière de voir, justifiée par les raisons anatomiques.

Les cordes de harpes saines, bien tendues et bien touchées, donnent chacune un son clair, d'une accentuation irréprochable et sans mélange. Mais qu'elles soient mal frappées ou qu'une substance étrangère vienne à les accoler, leur sonorité se ressentira du contact et en accusera la présence à l'oreille la moins musicale.

Les deux notes du cœur émanent aussi de deux cordes : les valvules auriculo-ventriculaires et les sygmoïdes, qui sont disposées comme on sait et qui sont touchées, si l'on peut s'exprimer ainsi, par le mouvement spiroïde de l'organe, qui donne aussi un bruit d'accompagnement très-sensible parfois. Dans l'état de maladie, ces deux cordes vivantes, dérangées dans leur ajustement, ne donnent plus le son clair, assez sec de l'état normal, ce n'est plus le coup de langue de l'appeau, c'est le bruit de la vibration d'une corde, accompagnée de toutes les nuances de sonorité qui ressortissent de mille et une modifications de substance. Mais quoi qu'il en soit et dans tous les cas, notre comparaison ne perd rien de sa justesse et explique beaucoup de choses.

On devine déjà ce que sera l'emploi du diapason ou d'un diapason double. Il mesurera la justesse des sons ; il servira de terme de comparaison entre les deux notes du cœur, absolument comme en géométrie on fait intervenir un troisième terme entre deux termes dissemblables pour mieux les apprécier et les définir. Il donnera l'assonance de la note qui lui appartient.

Les deux bruits du cœur étant très-courts et répétés environ 70 fois à la minute, il est très-difficile de saisir des nuances qui ne font que passer sous l'oreille et dans une sorte d'infiniment petit ; aussi difficile d'ailleurs qu'il est d'écouter deux voix qui parlent en même temps ou à peu près. En leur adjoignant le son qui leur est analogue, on les compare tour à tour à cette note type, d'une pureté inaltérable, et l'on arrive à faire de leurs qualités sonores l'appréciation la plus délicate. Le diapason frappé, puis placé d'une main sur la tête ou dans le voisinage de l'oreille, pendant que l'on ausculte, sert de comparaison entre le premier bruit et le second bruit ; il évalue leur degré de gravité ou d'acuité, la distance musicale qui les rapproche ou les éloigne, et saisit les accidents de sonorité les plus fugitifs. Son emploi d'ailleurs fait avant tout l'éducation de l'oreille, et n'eût-il que cette utilité qu'il mériterait encore d'être pris en sérieuse considération. Mais il peut faire arriver à des résultats bien supérieurs.

Ce genre d'étude n'est pas nouveau ; il a déjà été fait, mais à d'autres point de vue. Le Dr Coulonge a voulu mesurer avec son diapason vital les vibrations musculaires. Sous les auspices du professeur Bouillaud, on a étudié surtout les bruits vasculaires, on a même essayé de les annoter ; leur excessive mobilité, en enlevant tout degré de certitude à l'expérimentation, a fait renoncer à l'entreprise. Il en est resté quelques notes assez expressives et c'est tout. Mais ici la cause de la production des sons est parfaitement appréciée ; c'est un organe invariable dans son jeu, et dont on découvrira de mieux en mieux la manière d'être en s'aidant surtout de l'analogie. Ce n'est pas un clavier musical, où seront annotées toutes les résonnances que nous cherchons : notre but est plus modeste, il veut bien faire connaître les deux notes types et leurs nuances d'intonation les plus diverses, afin que l'oreille se tienne au guet et puisse prévoir très-vite la tendance à la maladie du cœur.

Nos hôpitaux sont peuplés d'asthmatiques, d'hydropiques, de catarrheux ; les vieillards sont tous plus ou moins affectés de cardiopathies. Cherchons à diminuer, en nous y prenant de bonne heure, ces nombreuses épaves de la science médicale. Nous donnerons moins de tisanes diurétiques ou purgatives, nous ferons moins de ponctions, et il n'y aura personne pour s'en plaindre.

II.

On a contesté que le cœur, par son mouvement, puisse produire deux notes. Aussi ne dit-on jamais que les deux bruits du cœur. On les a de plus comparés à un tic-tac qui n'exprime qu'une faible partie de la réalité du phénomène, et même le défigure. Il n'est pas difficile de préciser la différence entre le son et le bruit, bien que tous deux aient la même cause. Le bruit paraît résulter de la confusion de plusieurs sons se produisant ensemble, ou se succédant sans régularité et avec beaucoup de dissonance : c'est une cacophonie, un mélange de sons mal frappés, très-courts et discordants. Une telle définition ne peut convenir à la sonorité du cœur. Si dans quelques cas cette sonorité peut être confuse et ne présenter pas une valeur réelle bien appréciable, cela tient à des circonstances qui dérivent plus de l'état de l'individu que de l'organe lui-même. C'est une exception qui ne peut faire loi.

Le cœur a bien ses deux notes parfaitement exprimées, un *sol* et un *si*, pour ses deux bruits valvulaires. Le bruit d'ensemble, de contraction du cœur et de choc pectoral, nous paraît former un *mi*, mais nous ne l'assurons pas. Entre ces trois notes il existe des rapports d'harmonie très-considérés dans la science musicale ; le *sol* est la troisième note du *mi*, comme le *si* en est la cinquième ; tierce, quinte et accord. Il n'y aurait pas à s'étonner de ce fait ; la physiologie humaine est basée sur des lois d'une perfection si délicate que cette circonstance paraît toute naturelle et couler de source.

D'autre part, il est reconnu « que la contraction musculaire en général est constituée par une série de secousses plus ou moins rapides qui donnent naissance à un son ». Bien que Marey, l'expérimentateur éminent, suppose que chaque systole du cœur n'est constituée que par une secousse unique d'une durée relativement considérable, on ne peut s'empêcher d'attribuer à cet organe certaines des qualités vibratoires des corps solides. D'ailleurs les lois de l'acoustique, l'anatomie normale et pathologique, la clinique médicale justifieraient amplement cette manière de voir.

La divergence dans les opinions vient le plus souvent du manque de justesse dans les termes qui servent à dépeindre une idée. Ainsi, on a dit : le son est un arrêt de mouvement; le son c'est le mouvement communiqué. Il y a là matière à dispute. Il est préférable de dire : le son est une impression produite par les vibrations d'un corps transmises jusqu'à l'organe de l'ouïe à l'aide d'un milieu pondérable et élastique quelconque. Ou bien : le son est une sensation musicale parfaitement calme, uniforme et invariable, caractérisée par l'uniformité, la régularité, la constance des vibrations périodiques et isochrones du corps sonore. Voilà, parfaitement décrite, la sonorité du cœur à l'état normal, et cette description semble préjuger en faveur de la puissance vibratoire du cœur. Que si l'on en doutait encore cependant, il suffirait, pour lever les doutes, de relire ce passage d'un traité de physique par Deschanel : « Les vibrations sonores sont des manifestations de l'élasticité. Lorsqu'en effet les molécules des corps sont soumises à l'action des forces extérieures, elles éprouvent un déplacement, et si les forces cessent d'agir, elles reviennent à leurs positions initiales, les dépassent en vertu de la vitesse acquise, et exécutent autour d'elles un certain nombre de vibrations qui sont précisément la condition physique du son. » Il serait difficile de mieux dépeindre les mouvements du cœur, voilà bien sa contraction et sa dilatation sous le jeu puissant et bien rhythmé de ses fibres longitudinales, transversales et tournantes.

Oui, le cœur vibre; il vibre par ses valvules, par le sang qui les frappe et par l'ensemble de ses fibres musculaires si riches, si puissantes, si bien déployées en tous sens. Jusqu'aujourd'hui si l'on a pu nier cette triple vibration, c'est qu'elle se fait trop rapidement pour se graver tout entière sur la membrane du tympan qui cherche à la percevoir. On se renferme trop dans les limites du fait accompli. Allons plus loin et comparons les faits entre eux. Si l'on prend deux diapasons inégaux, *sol* et *si*, par exemple, les deux notes du cœur, pour les frapper à la fois et les approcher alternativement des conduits auditifs de manière à avoir une alternance de sons analogues à ceux du cœur, le son paraîtra d'autant plus sec qu'il passera plus vite près du pavillon de l'oreille, la vibration répétée ne s'y fera pas sentir, ce ne sera qu'un coup aussitôt effacé que produit. Et si l'on voulait juger un diapason par ces deux seuls bruits, on le jugerait fort mal. Mais l'expérience conduit à des résultats bien plus décisifs encore. Ce diapason, avec lequel nous imitions tout à l'heure le tic-tac pectoral, peut nous fournir une image des bruits morbides les plus variés et les plus expressifs. Attachez à une de ses branches, sans l'y faire adhérer, un corps quelconque, feuille d'arbre ou de papier, noyau de cerise perforé, etc., ses vibrations altérées imiteront, par leur chant, tout ce que nous trouvons comme signe des altérations des valvules : souffle doux ou rude, bruit de scie ou de râpe, bruit de gravier ou de soie froissée, frémissement cataire. Voilà donc l'origine des bruits à peu près résolue; ils sont tous de cause solidienne, et les bruits hydrauliques ne sont plus que des faits secondaires assez rares et restreints.

A ceux qui douteraient encore, je demanderai qu'est-ce que le frémissement cataire? Le frémissement cataire est une série de vibrations propagées aux parois pectorales, vibrations qui se prolongent et s'accumulent de manière à se faire percevoir non-seulement par l'ouïe, mais encore par le toucher, par le contact de la main. Or, ici le fait de la vibration n'est qu'une question de nombre et de durée, voilà pourquoi il est si apparent; dans les cas simples il n'est senti que comme un point initial de la même modalité, mais assez rapide pour échapper à toute mesure.

Tout mouvement donne une vibration, une onde sonore; seulement il y a la différence de quantité, des différences de détails et de milieux. Une barre de fer frappée à son extrémité ne donne qu'un choc; tombant à terre, elle produira une série de vibrations et de répercussions. C'est que dans le premier cas le mouvement semble se perdre en suivant l'axe de la barre, ce que l'on appelle la trajectoire peut-être. Dans le second cas, il y a plusieurs chocs répétés qui forment dans l'étendue de la barre des courants réfléchis, des courants contrariés, d'où une série d'ondulations sonores plus ou moins mal harmonisées.

Un diapason frappé donne parfois deux notes, la note d'ensemble et la note plus élevée de la branche touchée. Tel est aussi le cœur lorsque sorti de sa norme, lorsque saisi de secousses nerveuses qui agissent en sens contrariés, il fournit les violentes et tumultueuses palpitations que l'on connaît.

Un grand principe dans l'étude des maladies du cœur, c'est qu'il ne faut pas voir seulement en lui un mécanisme tout à fait passif,

une simple pompe aspirante et foulante, mais le considérer comme
l'organe le plus riche en vitalité de tout l'organisme.

Le cœur n'est pas invariablement fixé en son lieu. Il est sus-
pendu à côté et au milieu du tissu pulmonaire, c'est-à-dire dans
une atmosphère mobile de gaz et d'air. Son mouvement spiroïde
peut être très-énergique et prendre, suivant les circonstances, différentes formes. Il semble se tordre sur lui-même, faire des faux
pas, comme a dit excellemment le professeur Bouillaud, vaciller
comme s'il manquait de point d'appui ou cherchait un centre de
gravité; d'autres fois il languit, bat à peine, et n'était le pouls,
on croirait qu'il se repose. C'est qu'il subit toutes les influences
cérébrales, outre celles qui dérivent de son office; il reflète
les expressions multiples de la vie passionnelle et morale; toute
la pensée humaine rejaillit vers le cœur et le façonne à son
image.

C'est la valvule mitrale qui supporte le choc de toutes ces im-
pressions. Elle joue dans la fonction du cœur un rôle considérable. Son état anatomique le fait supposer à l'avance, et tout est
possible dans les explications que l'on a données de son jeu. Elle
partage les flots du sang qui lui arrive, les distribue avec mesure,
les déglutit, si l'on peut dire, comme le pharynx le fait du bol ali-
mentaire. Elle évite la surcharge qui romprait ses attaches, on
remplit le vide qui ferait faire un travail à faux; en un mot, elle
est la distributrice de l'ondée sanguine qui doit parcourir tout le
système artériel.

Oui, voilà bien l'office de cette valvule qu'il ne faut pas considérer à sa seule surface membraneuse, mais voir avec ses piliers,
ses cordages, ses tendons et ses muscles si profondément épa-
nouis; toutes forces qui, bien qu'associées à l'état simple, peuvent
avoir des effets contradictoires sous l'influence des désordres
nerveux.

Il n'y a pas à s'étonner qu'elle soit si souvent malade, car
un organe est d'autant plus prompt à souffrir qu'il jouit d'une
vie plus parfaite et plus délicate; son associée, la valvule tricuspide, s'enflamme moins vite parce qu'elle a une fonction
purement passive et presque automatique. Mais n'anticipons pas
sur notre sujet.

Lorsque le cœur est à l'état sain, qu'il a ce mouvement si doux,
si mesuré qui fait plaisir à entendre, il donne une sonorité d'une
netteté parfaite et dont on ne conteste ni les éléments ni la forme.

La question est jugée depuis longtemps, il n'y a plus à y revenir. Ainsi en est-il des bruits respiratoires normaux. La maladie change vite cette situation. Elle donne lieu à des bruits si variés que la connaissance la plus parfaite des lois de l'acoustique est indispensable pour les interpréter et expliquer le dérangement qu'ils accusent, dérangement qu'il faut suivre dans ses différentes phases d'accroissement ou de résolution.

Ici la science consommée du clinicien ne suffit plus, il lui faut le secours d'une oreille presque musicienne. Les symptômes ordinaires de l'état fébrile : chaleur du sang, douleur, dyspnée, pouls rapide ou intermittent, matité précordiale, etc., tous les signes en un mot des maladies du cœur, quelque soin qu'on prenne à les noter, ne satisferaient qu'imparfaitement le diagnostic si l'on ne leur superposait tous les détails d'une auscultation minutieuse. Rattacher le son à la cause qui le produit en le suivant depuis son point d'émission jusqu'à sa limite la plus éloignée, telle est la tâche rigoureuse à accomplir, et de tout ce langage expressif il n'est permis de perdre aucun mot.

Le travail n'est pas ingrat, la patience le rend facile et en tire de vives joies. On a pour le faciliter toutes les ressources de la science du son ; il n'est pas une loi, un axiome, une proposition, une expérience de l'acoustique qui ne puisse servir à expliquer, dans toute occurrence, les phénomènes sonores des cardiopathies.

Le cœur, avec sa masse musculaire, ses membranes vibrantes, ses gros tuyaux, son fluide circulatoire, la cage thoracique et l'atmosphère pulmonaire qui l'environne, possède le plus beau champ de résonnance qui puisse se trouver ; ce qui n'a pas empêché que l'on ait blâmé cette habitude déjà ancienne de faire de l'auscultation la clef de voûte de l'étude clinique des maladies du cœur. Cette remarque aurait son à-propos si l'on n'arrivait pas à combiner toutes les sensations perçues par l'oreille de manière à les rattacher à chacun des éléments anatomiques qui leur appartiennent. Bien que la lésion d'orifice serve de point de départ à toute l'évolution pathologique, il faut voir tout ce qui la précède, l'accompagne ou la suit.

Les bruits du cœur ont leurs échos, leurs réflexions et réfractions ; ils ont un timbre, des harmoniques et même des interférences.

On sait ce qu'est le timbre ; ici on ne peut nier son existence ; comme dans la voix humaine, il donne au son un caractère *sui generis* qui n'altère en rien celui de la note; il est un mode d'expression propre à l'individu.

Quant aux harmoniques, on ne les saisit pas tous les jours ; mais dans quelques cas spéciaux nous avons pu les percevoir d'une manière assez sûre pour en affirmer l'existence. Nous en donnerons des preuves. C'est surtout au début des maladies du cœur qu'on les entend. Une personne nerveuse et facilement impressionnable étant auscultée s'inquiète, prend une part trop vive à ce que l'on fait, la vue d'un diapason l'émotionne, et son cœur de se précipiter et de donner des notes qui diffèrent, qui ne sont plus les mêmes à chaque battement, et dans lesquelles on croît reconnaître des fractions de sons plus aigus et tels enfin que sont les harmoniques reconnus, comme on sait, dans les membranes elles-mêmes. Laissez reposer ce malade et reprenez l'audition au moment où, rassuré sur son état, il va se retirer, vous entendrez les battements tels qu'ils sont réellement.

Il faut encore ici tenir compte, pour tout expliquer, de la dissociation des forces musculaires par l'émotion, et s'il est vrai que le frappement de la valvule mitrale puisse se comparer à celui d'un drap tenu par les quatre coins et secoué brusquement, on admettra bien qu'un des coins soit en retard sur les autres et manque un instant de synergie. De là une division dans la sonorité, un spasme organique qui peut aller jusqu'à produire un bruit de souffle, comme l'a justement soutenu M. le professeur Bernheim à propos de la cardite.

Le silence de l'ondée sanguine coupée par les valvules, refoulée en bas et en haut, n'est-ce pas là un fait d'interférence ? Les deux ondes s'annulent par le fait de leur opposition et par leur propagation au même instant en sens inverse. Qu'il se fasse un léger retard pour l'une ou pour l'autre, il surviendra un bruit ; car on ne peut refuser au liquide une certaine part dans la production des ondes sonores, bien que nous regardions cette part commé assez restreinte. D'ailleurs, tout dans le corps bruit, et ce n'est justement que par un système admirable d'interférences que nous n'entendons rien. Ce système est-il dérangé sur un point quelconque, à l'instant le bruit se fait ; nous sentons battre nos tempes, nos oreilles bourdonner, etc.

Un des phénomènes d'acoustique les plus intéressants à étudier dans les maladies de poitrine, c'est la propagation du son cardiaque, c'est l'écho, si l'on peut dire. Il faut bien suivre cette résonnance et ne pas passer légèrement à côté d'elle sans établir d'une manière exacte ses rapports d'origine ; car ici il est des lésions apparentes ou cachées qui sont, en raison de la connivence fonctionnelle des poumons et du cœur, une source d'embarras pour le clinicien.

A l'état sain, la sonorité ne dépasse pas ce que l'on entend par la région du cœur, à part la propagation, fort légère du reste, vers la pointe ou l'aorte ascendante. Dès que cette propagation s'étend, dépasse ses limites ordinaires, il y a état morbide. Dans la majorité des cas, cet état morbide a atteint le tissu pulmonaire, et il est récent ou ancien, dépendant ou indépendant de la cause actuelle, d'où un jugement quelquefois difficile. Cependant la maigreur, une certaine susceptibilité nerveuse, une conformation spéciale de la poitrine, favorisent ces échos, sans qu'il soit nécessaire d'une altération organique secondaire ; mais s'en tenir à cette assertion ne serait pas assez rigoureux, tout n'est pas dit et il y a beaucoup à chercher encore à cet égard.

Le cœur a des échos dans la poitrine : à droite et en haut, à côté du sternum ; sous les deux clavicules ; en arrière et à gauche, le long du bord interne de l'omoplate vers la 3e, 4e et 5e côte, et enfin vers les deux bases des poumons, le gauche aussi en première ligne.

Comment se font-ils ? Quelle est leur signification séméiologique ? Ces questions ne sont pas inutiles à poser au chevet du malade.

L'intégrité du tissu pulmonaire ne leur est pas favorable, pas plus que la pureté de l'atmosphère n'est une bonne condition de la propagation du son (Tyndall). Les vésicules pulmonaires repoussent le son et ne le conduisent pas. L'eau, à l'état de vapeur mêlée à l'air, de manière à former des parties non homogènes, éteint le son, mais sa transmission devient très-facile dès que la pluie et la grêle, par leur chute, rétablissent l'homogénéité de l'atmosphère. Les poumons en santé sont justement imprégnés de vapeurs et de gaz et ne se laissent pas pénétrer par les ondes sonores. Devenus malades au contraire, ils sont plus denses, plus homogènes, la pluie et la grêle y passent, pourrait-on dire ; le son s'y propage aisément, de même qu'il se propage mieux dans l'air pendant certaines conditions d'intempérie, suivant les données du physicien anglais.

Les bruits du cœur, en s'éloignant de leur point d'émission, changent de timbre ; ils deviennent ordinairement plus clairs, quelquefois plus graves, ou plus sourds ou plus retentissants. Les causes de ce fait sont multiples; nous essaierons de les expliquer plus loin, mais il en est une dont nous voulons parler tout d'abord. L'onde sonore, en se réfléchissant ou en se réfractant, rencontre, pendant son trajet, une région favorable aux échos, ou qui vibre sous le choc. De là deux sons confondus et dont l'union donne un timbre nouveau ou peut-être une sonorité différente. En auscultant sous les fausses côtes gauches, nous crûmes percevoir un bruit sourd, étouffé, pareil au coup frappé sur une peau de tambour sans corde. C'était évidemment le retentissement du diaphragme traversé par l'onde sonore partie du cœur. D'autres fois l'auscultation à l'épigastre a donné des bruits supérieurs à ceux de la région précordiale et a pu faire mettre en suspicion l'aorte descendante, bien innocente pourtant du tumulte.

C'est surtout dans les parties supérieures que les sons deviennent plus clairs ; ils ne paraissent plus en assonance avec le diapason. Serait-ce une illusion d'acoustique ? Quoi qu'il en soit, ce changement de hauteur dans la note n'a nullement besoin, pour survenir, d'une altération organique du poumon ; il ne nous l'a pas semblé du moins. Il resterait à se demander quelle est, dans cette différence, la part qui revient à la vibration générale et composée du cœur. Cette vibration composée ne serait-elle pas la cause du défaut d'assonance ? Les sons graves, sur place, dominent les sons plus élevés, et ce n'est qu'en allant plus loin que ceux-ci sont ce qu'ils doivent être. Ensuite il peut survenir par la dissociation des forces musculaires ce que l'on appelle des sons harmoniques, des échos toniques.

Voilà des propositions peut-être inconciliables avec les idées nouvelles des physiologistes. Suivant Marey, la systole ne se compose vraisemblablement que d'une seule vibration. Comment donc, d'après cela, les justifier ? Oui, cela est très-probable, la contraction du ventricule n'a qu'un mouvement, comme celui de la main qui se fermerait d'un coup. Mais dans ce mouvement il faut prendre à part chacune des fibres musculaires, avec ses plissements et ses ondes. La vibration totale ne se compose, à vrai dire, que d'une infinité de vibrations réunies en une seule. Et puis il s'agit ici de l'état morbide, de l'irritabilité exagérée de la fibre musculaire, seul état dans lequel les bruits de vibration musculaire sont perçus par l'oreille.

Encore un mot d'explication.

Le rapport entre les valvules mitrales et les sygmoïdes est sensiblement le même que celui qui existe entre les notes qu'elles représentent.

Le rapport de la valvule sygmoïde à la mitrale est $\dfrac{75}{105} = \dfrac{5}{7}$;

La sygmoïde donne le *si*, dont le nombre des vibrations est représenté par $\dfrac{15}{8}$;

La mitrale donne le *sol*, dont $\dfrac{3}{2}$ représentent le nombre des vibrations.

Le rapport de *si* à *sol* est donc $\dfrac{\frac{15}{8}}{\frac{3}{2}} = \dfrac{5}{4}$.

Or, on trouve en physique cette loi générale :

« Lorsque deux solides semblables vibrent suivant le même mode, les nombres de vibrations sont inversement proportionnels aux dimensions homologues. »

Nous avons donc ici, d'après cette loi, en renversant le rapport des vibrations, si notre raisonnement est juste :

$$\frac{4}{5} = \frac{5}{7},$$

ce qui est vrai à $\dfrac{3}{35}$ près, c'est-à-dire à environ $\dfrac{1}{12}$ (1).

Or, en anatomie générale, une différence d'un douzième entre des rapports d'identité est un fait presque nécessaire, ou du moins inévitable. Quoi qu'il en soit, ce rapport est une présomption très-favorable à l'exactitude de notre annotation musicale des bruits du cœur.

On s'étonnera peut-être que jusqu'à présent il n'ait encore été rien dit du cœur droit. Il est vrai qu'il fait rarement parler de lui. Les maladies de ses valvules ne sont pas fréquentes et n'étaient les témoignages de l'anatomie pathologique, on pourrait croire qu'on ne sait pas suffisamment les reconnaître. Mais la rareté des affections de la valvule tricuspide est un fait sans conteste. Néanmoins les recherches de nos maîtres pour les caractériser

(1) Cette note nous a été mise au net par notre excellent ami, M. le professeur Frogier, de Pont-à-Mousson.

n'ont pas été infructueuses, bien qu'il reste encore quelque chose à faire.

Un des caractères de la maladie du cœur droit, c'est pour M. Bouillaud le double claquement vers le rebord du sternum; c'est un très-bon signe, et sur lequel ont beaucoup insisté les auteurs modernes. Ce double claquement nous a mis sur la voie. Il nous a conduit à spécifier le bruit de la valvule tricuspide, et à lui trouver plus de hauteur et de brièveté qu'aux deux notes accoutumées du cœur. Nous l'avons perçu deux fois très-nettement; il dominait les bruits de la valvule mitrale et de la sygmoïde, les précédant sur une ligne transversale et un peu oblique de haut en bas.

Il a été admis cependant que les bruits des deux cœurs se passant dans un espace assez restreint, le droit embrassant le gauche comme en écharpe, il était difficile d'attribuer à chacun d'eux un espace exactement délimité; mais ce qui se passe dans l'état de santé peut différer beaucoup dans l'état de maladie.

L'orifice tricuspide, qui est plus large d'environ un sixième que son voisin de gauche, devrait fournir un claquement valvulaire plus sonore, et cependant la note qu'il donne est plus élevée que la note diastolique, que le *si*. C'est à peu près un *ré*. Nous chercherons à la reconnaître plus tard au moyen d'un diapason *ad hoc*. Mais ajoutons que nous l'avons trouvée, dans les quelques observations que nous avons eues, assez variable, bien que toujours d'une hauteur élevée.

La raison anatomique justifie cette opinion. Les valvules tricuspides sont étroites en raison de leur mode d'insertion. Les piliers qui y adhèrent sont plus fins et plus courts; et ils divisent encore la largeur de la valvule, sa corde vibratoire, à tel point que des anatomistes comparaient les trois valvules à six autres valvules (1). Il en résulte évidemment que ce claquement valvulaire drit être plus aigu que ses voisins; il suffirait d'ailleurs de se rapporter aux proportions que nous venons d'établir entre la mitrale et la sygmoïde pour trouver la solution. Nous espérons que ces détails suffiront aux faits cliniques dont nous ferons suivre cette étude, très-heureux si à nos recherches on en ajoute d'autres et de meilleures.

(1) Cruvelhier.

III.

Les battements du cœur pourraient, au besoin, être étudiés au moyen du diapason en *la ;* il tient le milieu entre les deux notes, mais aussi quelle oreille exercée faut-il ! Il est plus commode et plus sûr, un peu plus embarrassant aussi peut-être, d'avoir les deux diapasons *sol* et *si.* On les fait assez gros, ils vibrent plus longtemps et suivant la force que l'on désire. Ce sont les deux diapasons nécessaires, les diapasons physiologiques. On peut en avoir plusieurs, le cœur donnant les notes d'une gamme complète.

L'audition se fait à peu près dans le sens de la percussion classique : 1° suivant une ligne allant du sternum vers l'aisselle en passant sous le mamelon ; 2° suivant une autre partant du centre des battements pour aller vers la clavicule et redescendre vers les fausses côtes. Suivant la ligne horizontale, on a les bruits du cœur droit, du cœur gauche et le choc précordial. Sur la ligne verticale on les différencie, on les compare les uns avec les autres. Cette comparaison s'établit sur le siége du signe morbide sonore, sur la distance musicale entre les deux claquements valvulaires, c'est-à-dire sur leur hauteur et leur durée : le premier plus bref et plus court que le second ; le second plus sonore et moins haut qu'à l'état normal, etc. Les bruits du cœur droit sont plus courts, plus hauts, plus secs que tous les autres, et restreints dans un espace assez étroit lorsqu'ils se font entendre. Entre les deux bruits naturels, on peut observer une interversion de notes.

Lorsque le tumulte du cœur ou un souffle puissant couvre les deux notes et empêche de saisir leurs nuances, il faut les chercher vers le bord interne de l'omoplate gauche ou sous la clavicule, et là quelquefois on trouve la note juste.

On écoute d'abord le cœur sans diapason ; au moindre doute, on le fait agir. On l'approche et l'éloigne tour à tour du conduit auditif, on lui donne un son au-dessous de ceux qu'on écoute pour qu'il ne les domine pas. Placé sur la tête, il permet aussi dans certains cas une plus grande justesse d'appréciation. On répète la note en soi-même, en la chantant pendant que l'on ausculte le premier ou le second bruit. L'on y revient à plusieurs reprises si l'on n'est pas sûr, et l'on reconnaîtra que le cœur nuance ses bruits par la différence d'énergie de ses pulsations. Après avoir écouté les deux notes séparément, on les étudie ensemble en changeant de diapason si cela est nécessaire, et on peut mieux les différencier. N'aurait-on pour conclusion qu'un doute, que ce serait quelque chose d'utile comme avertissement. Et puis en alternant avec des diapasons ou plus bas ou plus haut, on arrive parfaitement à trouver la note juste.

Le diapason aide la mémoire, il constate les différences en mieux et en pire. Lorsque les malades sont visités de nouveau, on a une règle presque mathématique pour noter des signes qui, au fond, ne sont que des nuances très-fugitives et d'une appréciation difficile. Il perfectionne l'audition, familiarise avec les bruits normaux et donne pour ainsi dire une seconde vue, à laquelle rien n'échappe.

Lorsque les bruits du cœur ont été bien jugés, s'ils se propagent au loin, on étudie cette propagation, la cause qui la produit ou la conduit et les variations de sonorité qui se font sur son trajet.

Lorsque le cœur fait vibrer la paroi pectorale, il y a presque toujours maladie de sa substance, c'est du moins une présomption. Lorsque la résonnance ne s'accuse que dans un point de la poitrine éloigné et circonscrit, il y a présomption presque aussi assurée d'une lésion organique récente ou ancienne de cet endroit.

D'après des observations assez multipliées, la valvule mitrale s'affecte la première; les valvules aortiques ne se prennent qu'un certain temps après.

On comprend dès lors l'utilité du diapason (*sol, si*). Il donne un son pur, d'une grande douceur, prolongé autant que l'on veut, au milieu de sons analogues qui viennent par saccades et finissent aussitôt qu'ils se renouvellent. L'oreille fixée sur lui, en même temps que sur les autres, les démêle mieux, fait la part de chacun, les compare et apprécie sûrement leur degré d'exactitude, de durée, d'acuité et de sécheresse, etc., ce que sans lui elle ferait difficilement. C'est peut-être cette difficulté qui a fait dire au professeur Monneret que l'étude de certains bruits du cœur est une rêverie.

Évidemment le diapason n'aura d'application utile qu'au début des maladies du cœur; lorsque la déformation des valvules existe, il ne fait que définir la valeur relative des deux temps; s'il y a hésitation envers l'un ou envers l'autre, il peut décider. Mais ce qui lui appartient surtout, c'est le début, le début à tenir aux aguets et à dénoncer. Une maladie chronique ne se compose véritablement que d'une suite de débuts successifs mal compris ou négligés.

Le bruit solidien du début dans le cas que nous étudions, c'est un claquement plus sonore ou plus sourd de la valvule mitrale, qui devient ensuite plus grave. Un peu plus tard, on dirait que cette valvule passe sur du sable ou donne la sensation d'un déplissement de soie très-rapide, à peine le temps de le saisir, puis à certains moments une bouffée légère de souffle doux. Ce qui prouve la justesse de ces signes, c'est qu'au moment de la guérison le claquement valvulaire devient sec et plus aigu, comme s'il était survenu une modification organique en sens opposé. Une autre fois encore, puisque l'on a comparé le choc de la valvule mitrale au frappement, dans l'air, d'un drap tenu par les quatre coins, image presque vraie si elle n'était un fait passif, le frappement paraît inégal comme si un coin était en retard sur les autres. Il faut bien croire que dans la majeure partie des cas le cœur aussi s'affecte et se congestionne; on l'a répété souvent, il y a un peu de cardite légère, ce qui rend la vibration totale plus étendue et capable de faire entendre cette résonnance pectorale que le cœur donne par son choc exagéré.

Notre système d'auscultation du cœur a trouvé des opposants, des incrédules et même une légère pointe d'amicale ironie; il n'y a pas à s'en émouvoir, la contradiction est une pierre de touche qui apprécie le degré de loyauté ou de certitude de toute question scientifique. D'ailleurs, nous disions en commençant que l'on n'auscultait pas assez, ni assez souvent. Qu'adviendra-t-il d'un moyen qui complique encore ce genre d'investigation? Ne sera-t-il pas vite relégué dans l'oubli? Il est des procédés d'une plus noble origine que le nôtre qui n'ont pas toujours fixé la faveur. Nous pourrions citer la mensuration thermométrique dont on ne fait pas encore une application assez journalière, malgré l'importance qu'elle acquiert parfois dans les problèmes les plus délicats qui puissent s'agiter près d'un malade! Hâtons-nous donc d'arriver à des faits qui ne convaincront pas, cela est fort probable, mais qui feront au moins réfléchir, et c'est déjà beaucoup. On nous objecte que les changements de densité, de tension, d'épaisseur, etc., sont une cause de diversité telle que nos recherches ne peuvent amener rien de positif. C'est être trop exclusif. Ignore-t-on que nous sommes tous bâtis sur des proportions exactes? que toutes les parties de notre corps « sont liées entre elles et se rapportent à l'unité »? Et tous nos procédés de médecine opératoire, qu'il s'agisse d'un organe ou d'un autre, ne sont-ils pas basés sur cette loi de conformité organique? Que cette unité puisse conduire à des applications positives dans l'étude des maladies du cœur, cela coule de source. Encore une fois, s'il est reconnu que le cœur soit un organe producteur de sons, nul doute qu'il ne faille pénétrer ses modifications sonores de toutes les inductions de l'anatomie pathologique éclairée par la science des sons, parce que ces modifications sonores ont un type, un idéal invariable, et c'est la sortie de cet idéal qui annonce l'altération de l'organe, la modification sonore étant toujours en raison directe de son écart avec le modèle physiologique.

Ceci n'est pas nouveau; ce que nous désirons que l'on fasse n'est que la continuité plus exacte, plus exquise de ce qui se fait déjà depuis un demi-siècle.

OBSERVATION I. — L...., 58 ans, potier, sec et nerveux, très-vif et bon travailleur, d'une bonne santé habituelle. Un jour il rentre seul 36 stères de bois, et pendant la nuit veille au feu du fourneau.

Le lendemain, douleur pongitive vers les fausses côtes droites (pleurodynie?); fatigue et oppression, toux légère; accuse de la fièvre et a la langue blanche.

Il consulte huit jours après, le 24 mai 1875. Pouls à 100, de force moyenne, sans dureté; soif; anorexie; quelques crachats blancs; douleurs vagues dans les deux côtés de la poitrine. *Auscultation :* Ni pleurésie, ni pneumonie.

Bruits respiratoires saccadés sous les clavicules, amplifiés des deux côtés, en arrière et en bas. On dirait que les vésicules pulmonaires sont plus dilatées, plus épaissies, et dès lors le bruit vésiculaire n'est plus doux, ni moelleux; il indique une modification spéciale du tissu pulmonaire, qu'il serait utile de bien définir.

Bruits du cœur éclatants et forts, mais sans qu'on puisse y saisir une nuance de ces altérations classiques qui éclairent sur l'imminence de l'endocardite; matité précordiale sans étendue et sans vibrations bien accusées; sonorité pectorale à peu près bonne.

Il y avait à porter ici un jugement nécessairement difficile. D'où partait l'agression contre la vie? du poumon ou du cœur? Le poumon, par la modification de sa surface, offrait un symptôme assez expressif pour fixer l'attention déjà prévenue en sa faveur par l'élément causalité. Un peu d'exagération dans le claquement des valvules pouvait-il suffire à expliquer la maladie et la coordination de symptômes si légitimes en apparence? Sans doute cela devait être fait ainsi, bien que ce claquement pût dépendre de la fièvre ou de l'impression déjà lointaine d'un travail forcé. Il fallait un signe qui justifiât ce jugement. Ce signe manquait; il demandait à être cherché ou deviné. Il ne fallait voir dans cette stase sanguine affectant le tissu pulmonaire, qu'un effet du dérangement de la circulation capillaire produit par un obstacle léger, mais suffisant, du côté des orifices du cœur.

La médication ordinaire des affections de poitrine ne prévalut pas dans ce cas et fit peu de chose. Des émissions sanguines locales eussent été préférables. D'autre part, le malade ne bénéficia pas d'une rectification de diagnostic en ne se représentant à la consultation que longtemps après la première. Il revient quinze jours après avec les bruits du cœur bruyants et forts, offrant un léger souffle s'étendant au premier temps comme une bouffée dans l'aorte.

Un peu plus tard, il a les jambes œdématiées, puis enfin se remet et reprend son travail.

Ausculté aux diapasons le 11 juillet, les deux claquements valvulaires sont graves et au-dessous de leur note respective.

C'était là une leçon qu'il ne fallait pas laisser perdre, et elle ne fut pas perdue.

De là cette persévérante attention à trouver et à définir les véritables notes du cœur en les rapprochant des notions d'acoustique qui leur sont connexes.

Voici un cas analogue étudié avec la prévention nécessaire pour éviter l'erreur.

OBSERVATION II. — Mme X..., 22 ans, mariée à 19 et ayant eu deux enfants, élancée et délicate, mais ayant assez bonne figure et de l'énergie, me fait venir le 18 novembre 1875; se plaint d'avoir eu, il y a six semaines, une pneumonie double (?) et de s'être remise trop vite à la besogne, étant en voie de guérison.

Elle est oppressée, tousse, expectore, mais pas de sang. Elle dort mal.

Langue chargée, peau chaude, pouls à 100.

Auscultation : Respiration faible sous la clavicule droite, mais amplifiée sous la gauche. En arrière et à droite, quelques râles souscrépitants tout à fait à la base. De l'autre côté, le quart inférieur donne ce bruit respiratoire difficile à décrire et que nous trouvons dans les stases sanguines du poumon produites par l'embarras du cœur. Nous le croyons malade d'avance pour cela même.

En l'écoutant, il paraît avoir ses bruits naturels, ce qui ne vérifie pas le jugement précédent; mais en écoutant derechef plus en haut, un peu sous l'aisselle et derrière la mamelle, le bruit mitral paraît plus étendu, plus sonore, plus vibrant. Le second paraît plus aigu. Quel est le malade? c'est le premier qui est au-dessous du sol et qui forme un grand intervalle avec le bruit sigmoïde parfaitement d'accord avec le *si*. C'est déjà beaucoup que l'oreille perçoive des battements de cœur plus intenses, mais cela ne suffit pas pour lever l'indécision. Le diapason résout la difficulté en faisant à chaque bruit sa part ou en confirmant leur pureté physiologique. L'exagération d'un bruit peut n'être que d'un moment, mais sa discordance est un signe positif qui annonce un changement dans la substance. Prescription : kermès, digitale, alcalins. La médication eut assez de réussite.

Le 28, les accidents pulmonaires étaient aux trois quarts dissipés, les battements du cœur nets et purs, mais le premier, toujours au-dessous de sa note, est devenu plus bref. C'est le résultat ordinaire.

Vers les premiers jours de décembre, les bruits respiratoires deviennent moins bons. Ils s'exagèrent sous la clavicule gauche, et à droite en arrière, à la base, ils sont faibles, mais sans bronchophonie ni matité.

Bien que la malade accuse beaucoup d'amélioration, qu'elle tousse peu, que le pouls soit à 80, assez calme et régulier, nous prévoyons *in petto* des accidents prochains : le claquement mitral est encore plus court que la dernière fois, a plus de hauteur, mais il se laisse couvrir presque entièrement par le second bruit, qui devient plus sonore. C'est aussi un effet de la faiblesse.

Les valvules sigmoïdes vont cesser de rester saines.

Prescription : nouveaux vésicatoires; ipéca à doses réfractées.

15 décembre. — Beaucoup d'amélioration; pouls à 75.

Le bruit mitral est resté court, mais il se rapproche, ainsi que le second, de la note physiologique. Celui-ci reste un peu plus long et s'entend dans un rayon plus étendu qu'à l'état normal. Nous nous étions trop hâté de rembrunir le pronostic. Cette dame, revue le 8 avril suivant, est en bonne situation à tous égards.

OBSERVATION III. — M. X..., 30 ans, assez fort, d'une bonne santé habituelle, célibataire, cordonnier, m'appelle parce qu'il a de la fièvre, de la toux très-fatigante et des douleurs de poitrine depuis trois jours.

20 novembre. — Pouls à 100, régulier, mais un peu ondulé. Bruits respiratoires rudes, surtout sous la clavicule droite; le cœur y a de l'écho. Matité prononcée à la région précordiale; on y perçoit les vibrations du cœur. Claquements valvulaires sonores; aucune assonance entre les deux notes du diapason. Le bruit sigmoïde paraît moins élevé que le *si*, mais il n'est pas le *sol*, et quand on se sert du *sol*, il n'assonne pas avec le premier temps et paraît mieux convenir au second. La comparaison est très-difficile à faire. Ceci nous paraît dépendre des échos toniques; dans la vibration du cœur, il y a plusieurs sons réunis, sons qui varient sous l'effort d'une sorte de spasme qui empêche chaque partie de jouer avec uniformité et régularité constantes.

Ventouses scarifiées sur la poitrine; laitage; tisanes émollientes et diurétiques.

23. — S'est bien trouvé des ventouses, a moins de fièvre et de toux; respiration catarrhale; même état du cœur. Tartre stibié à doses réfractées tous les matins pendant quatre jours.

29. — Se dit assez bien et se croit guéri. Poitrine en assez bon état, langue meilleure, appétit. Pouls à 70.

Le bruit mitral est au-dessous du *sol*, court et sec, au lieu d'être prolongé comme précédemment. Le bruit sigmoïde est en assonance avec le *sol*, il couvre presque son congénère. Le spasme, qui donnait au bruit quelque chose de variable, n'existe plus; il y a netteté de sons complète.

Vers la fin de décembre, il revient consulter; il se plaint de battements de cœur; cette fois, il accuse la sincérité de mon diagnostic, auquel il ne croyait pas.

Voici une observation qui est la contre-partie de la précédente ou des précédentes :

OBSERVATION IV. — Mme X..., brune, au teint chargé, assez forte, rarement malade, 27 ans, deux enfants, faiblement réglée, déployant beaucoup d'activité dans son commerce, vient à la consultation le 1er décembre. Elle éprouve depuis longtemps des battements de cœur; ils la prennent tout à coup, à la moindre émotion. Elle se croit en grand danger.

Langue assez nette, gencives molles et blafardes; appétit et digestion satisfaisants. Pendant qu'elle parle, sa poitrine paraît chargée et oppressée; le pouls d'une rapidité extrême, mais sans résistance.

Les bruits du cœur, bien que précipités, sont encore perçus par l'oreille. Ils sont graves depuis la clavicule jusqu'à la base du cœur, sourds dans cette région, plus clairs et métalliques en allant vers la pointe.

Ils sont d'accord avec le *sol* et le *si*, ce qui se retrouve encore lorsqu'elle est calmée et remise. Il n'y a rien du côté des valvules pour le moment.

Valériane, ferrugineux ; se coucher de meilleure heure.

Il y a quelquefois interversion des notes du cœur, en ce sens que le premier bruit devient plus élevé que le second, ou parce que le premier s'élevant, le second devient en même temps plus grave. Nous avons eu l'occasion d'observer trois fois cette interversion dans l'annotation musicale.

OBSERVATION V. — Homme de 35 ans, nerveux, sánguin, assez court, mais ordinairement fort et actif, n'ayant pas été malade depuis longtemps, vient se plaindre d'oppression. Je suis corsé là, dit-il, en montrant la partie antérieure du thorax. Il crache un peu de sang, mais n'éprouve pas de palpitations. Pouls à 85, de force moyenne ; langue chargée ; a de l'appétit, mais digère mal.

Auscultation : Bruits respiratoires faibles ; le tissu pulmonaire reste comme inerte sous le mouvement d'inspiration ; ni râles, ni souffle, ni expiration saccadée ou prolongée.

Les bruits du cœur s'entendent sous la clavicule droite ; sa contraction générale est très-énergique.

Le premier est assez prolongé et vibrant, il est au-dessus du *sol* (lésion mitrale) ; le second est fort, mais en assonance avec le *si*. Je lui dis qu'il a un début de maladie du cœur, et je lui pose la main dans l'endroit où il peut le sentir vibrer. Il répond que je puis bien avoir raison, parce que son malaise vient de contrariétés et de colères très-fréquentes.

Prescription : Application de ventouses scarifiées, frictions stimulantes sur la poitrine ; beaucoup d'hygiène.

Revu le 5 décembre.

Se dit mieux ; pouls le même. Il respire en effet plus largement ; il n'a rien fait de mes prescriptions. Les palpitations sont plus développées ; le bruit mitral est plus aigu, il est au-dessus du second, qui paraît encore sain.

23 janvier. — Congestion pulmonaire considérable ; grande difficulté de respirer ; même état du centre circulatoire ; douleurs passagères dans la région cardiaque (1). Il se résout à suivre un traitement.

OBSERVATION VI. — Mlle X., 14 ans, grande, bien développée, bien réglée, un peu pâle, a eu l'année dernière, dit-elle, une pneumonie grave. Vient consulter le 21 février, parce qu'elle tousse depuis quelques jours.

Pouls assez large, à 110.

Air *naturel du visage* conservé; langue couverte d'un enduit jaunâtre; quelques douleurs vagues dans les côtés; un peu de soif, de l'anorexie; anhélation visible. Râles sous-crépitants en avant à gauche et en arrière des deux côtés du haut en bas, très-denses et sans intervalles sains.

Pas de bronchophonie; expectoration blanchâtre très-modérée.

Symptômes dominants : toux fréquente et courte; à part cela, la jeune fille pourrait se croire bien portante.

Les bruits du cœur sont développés; le premier concorde mal avec le diapason; tantôt il paraît au-dessus, tantôt au-dessous; de plus, ils *s'entendent très-bien sous la clavicule droite.*

Il y avait là ce que l'on appelle parfois une fausse pneumonie; c'était une congestion pulmonaire due à un commencement d'endocardite latente. La pneumonie de l'année dernière a dû être du même genre.

La malade est forcée de garder le lit.

Potions stibiées à 0^gr,15, répétées cinq jours de suite. Vésicatoire volant sous le sein gauche. Le tartre stibié, bien supporté, paraît avoir une action résolutive sur la congestion du cœur, dont il ralentit les mouvements.

29 février. — Affection pulmonaire à peu près dissipée; retour du bruit d'inspiration normal; sous la clavicule droite, les bruits du cœur sont toujours très-développés. Le premier paraît y avoir un excès de hauteur qu'on ne lui trouve pas dans la région précordiale (le diapason n'est pas mis en usage).

L'endocardite congestive est pour nous le point culminant de la maladie; malgré l'amélioration traduite surtout par le retour de l'appétit et le besoin de mouvement, nous engageons la malade à se tenir sur ses gardes.

L'irrégularité dans les notes du cœur avait pour causes le spasme nerveux qui empêchait la juste coadaptation des différentes

(1) Les bruits du cœur, auscultés le 3 juin suivant, offrent un état presque irréprochable.

parties du cœur productrices du son, la contraction totale qui se mêlait au bruit valvulaire en le renforçant, et peut-être bien que sous la clavicule droite l'excès de hauteur du *sol* tenait à des échos toniques. Le son est un composé de plusieurs sons, a-t-on dit ; il est comme la lumière qui se décompose en plusieurs couleurs.

3 mars. — Pouls à 88, peu développé, très-dépressible ; appétit. Auscultation avec les diapasons : premier bruit au-dessus du *sol ;* le second au-dessous du *si.* Léger bruit de soie déplissée. Retour de quelques râles sous-muqueux à gauche en arrière. Reprendre le tartre stibié pendant trois jours. Vésicatoire.

8 mars. — Grande amélioration. Les bruits du cœur sont à peu près revenus à l'état normal.

Assurément, nous avions affaire ici à une maladie du cœur, et cependant, c'est une témérité de le dire, sans les signes exigés par la symptomatologie actuelle. En êtes-vous bien sûr, me dira-t-on ? Votre diapason n'est-il pas une façon originale de se faire remarquer ? Nullement, cher confrère, pas plus qu'on ne se fait remarquer en auscultant ou en n'auscultant pas. Calculez l'intervalle musical entre les deux notes du cœur, les dérangements dans son intonation, les échos toniques dans un point éloigné, au milieu d'un tissu pulmonaire sain ; considérez ce manque de concordance des deux notes le 21 février, l'interversion de leur hauteur franchement apparue le 3 mars, et vous ne mettrez pas en doute le trouble considérable survenu dans le centre circulatoire. Ce n'est pas là l'état ordinaire de l'audition des bruits du cœur non malade. Attendre le bruit du souffle, le bruit de râpe, etc., tout ce cliquetis, en un mot, de la désespérance médicale, c'est une exagération de confiance ; ces signes ont leur condition génératrice dans un état des tissus qu'il faut saisir au bond.

Si la répétition des cas identiques est l'affirmation de l'expérience, ce témoignage nous a été donné dans l'observation qui précède. Le 29 février, nous disions à la malade de se tenir sur ses gardes ; sa guérison, plus rapide que nous ne l'espérions, semblait nous reprocher ce pronostic. Mais elle nous est revenue le 6 avril suivant, et voici le résumé de notre examen : respiration très-bruyante en arrière et à droite, sous-bulleuse à gauche vers la base ; assonance très-difficile avec les diapasons comme la première fois ; un peu d'abaissement du *si.* C'est absolument, sauf la lésion pulmonaire, les mêmes signes cardiaques, même un peu exagérés, du 24 février. Nous ne revîmes plus la malade, qui fut obligée à un voyage en famille. Mais cela suffisait (1).

L'altération des bruits, telle que nous l'entendons, ne signifie pas absolument une altération concordante des valvules ; ces bruits étant les voix du cœur, si l'on peut dire, ils ont toujours, quel que soit le siége de la lésion, un degré d'expression plus ou moins significative dans la formation du diagnostic, mais cette signification est d'une grande valeur pour mesurer l'écart entre la systole et la diastole. Que, par le fait d'une maladie, le *sol* et le *si* descendent d'une ligne égale, le mal sera moins grand, parce qu'il existe encore entre les deux orifices une certaine concordance. Mais que le *sol* descende jusqu'au *ré*, ce qui indique une grande dilatation de la corde sonore, pendant que le *si* reste à sa place, il y aura danger imminent, parce que la porte de sortie de l'ondée sanguine n'est plus en rapport avec la porte d'entrée, c'est-à-dire avec l'ouverture mitrale. Remarquez bien qu'au fur et à mesure que la maladie persiste et s'aggrave, les deux notes descendent l'échelle de la gamme jusqu'à donner deux bruits égaux ou à peu près, on dirait deux coups de marteau successifs, inégaux de force seulement. C'est là signe de l'asystolie prochaine.

Mais essayons de pénétrer encore plus en avant dans les faits, afin de faire comprendre tout le mérite d'un procédé d'auscultation qui nous donne chaque jour les résultats les plus satisfaisants au point de vue surtout de l'étude du cœur et du diagnostic de ses affections.

Les observations qui vont suivre n'en seront qu'un faible témoignage.

Observation VII. — 30 août 1875. — Mme X..., 50 ans, a éprouvé beaucoup de malaise depuis quelques mois, à la suite de la ménopause. Sujette au rhumatisme des poignets et des chevilles. Elle se sent gênée depuis quinze jours du côté du cœur.

Forte et pléthorique. Pulsation radiale faible, comme étouffée, mais régulière. Les bruits du cœur s'entendent bien malgré le développement de la glande mammaire et dans une région assez circonscrite.

Le premier a plus d'acuité que le second, quelle que soit la

(1) Elle fut deux mois malade dans son voyage. Cette observation se rapproche beaucoup de la IIe, la malade de celle-ci fait aussi une rechute à la suite de travaux exagérés. Auscultée le 3 juin, elle présente le premier bruit très au-dessous du *sol*, vers le *ré* ; le deuxième bruit égal au *sol*, tous les deux autres avec une altération de timbre frappante. Qu'on veuille bien s'y reporter et faire la comparaison.

place où on l'écoute; il se rapproche du *si*, et l'autre du *sol*. J'écoute à plusieurs reprises de peur de me tromper. Le son le plus aigu coïncide bien avec le pouls et suit le silence.

Ni bruit de souffle, ni de râpe.

Affection des deux orifices; rétrécissement de l'orifice aortique par épaisissement des valvules sigmoïdes.

Maladie de l'endocarde prise pour une phthisie.

OBSERVATION VIII. — Jeune cultivateur de 17 ans, brun, assez développé et fort, à la mine intelligente. Il a étudié quelques années, puis est revenu à la culture, mettant dans son travail beaucoup d'emportement pour faire l'homme et ne pas se montrer *embêché*. Le vin du Midi, pris assez largement, excite ses forces et les soutient.

Il tombe malade en avril, mais sans s'aliter. Il éprouve de la langueur, de la perte d'appétit, de l'anhélation, tousse et est oppressé.

Dans le mois de juillet 1875, il ressent dans l'épaule gauche une violente douleur qui le fatigue beaucoup et se propage dans le bras. Il vient à la consultation.

Facies pâle et tiré, avec une expression de tristesse et d'angoisse; langue chargée, pouls à 90, assez régulier, pas très-dépressible. Sous la clavicule gauche, l'inspiration est rude, l'expiration, prolongée, lui est supérieure en force également, mais à un moindre degré sous la droite. En arrière à gauche, l'expiration prend vers le sommet un ronflement singulier et qu'il serait difficile d'expliquer d'une manière positive.

Le bruit systolique est sonore, assez vibrant; le second moins clair peut-être; tous deux au-dessous de leurs notes respectives, mais à un faible degré.

La matité de la région précordiale n'est pas exagérée.

Le jeune homme se croit menacé de phthisie; peut-être l'aura-t-il appris quelque part.

Il prend du fer, du quinquina, une alimentation riche tant qu'il peut.

Nous changeons sa médication en sens inverse : huit ventouses sur la poitrine, côté gauche; poudre de Dower; bains tièdes; laitage; privation de vin.

25 juillet. — Il se trouve satisfait. L'épaule est mieux; il a moins d'anhélation. Nouvelle application de ventouses; grand repos recommandé.

29 juillet. — L'amélioration se développe de plus en plus ; les signes de congestion pulmonaire sont très-affaiblis. Le bruit mitral n'est plus sonore, ni sourd, il est redevenu clair, plus court et sec, l'autre a plus de netteté.

Cette brièveté d'une note qui a été plus longue pendant la maladie est d'une règle presque générale ; nous l'avons déjà signalée.

Prescription d'un large vésicatoire et d'un régime sévère.

Le malade reprend vite son train de vie précédent ; devenu un peu moins bien dans le courant du mois d'août, il se met aux ferrugineux et aux tisanes aromatiques et stimulantes.

Je le revois le 17 octobre.

Il a des douleurs de sciatique. Il ne croit pas à sa maladie du cœur. Il raconte qu'en plâtrant des terrains au mois d'avril dernier, il a avalé de la *poussière de calcium,* qui obstrue ses poumons. Cependant il avoue que s'il ne sent pas son cœur de jour, lorsqu'il se met au lit il y éprouve une sensation de pesanteur et de déchirement qui l'empêche de se coucher sur le côté gauche et sur le dos.

Je combats dans son intérêt et de mon mieux son incrédulité à l'endroit de la maladie du cœur, et je l'examine.

Les deux poumons paraissent dans un état satisfaisant. Il y a une matité très-développée vers le cœur droit et qui n'existe pas vers le gauche, relativement beaucoup moins expressif à la percussion. Sur le rebord du sternum et suivant une ligne qui passerait à un pouce sous le sein gauche, on entend un claquement aigu plus élevé que le *si,* au premier temps ; il se propage légèrement plus haut, mais dans un rayon assez court. En ramenant l'oreille vers le mamelon, on entend la valvule mitrale au-dessus du *sol,* et le second temps, ou la diastole, moins élevé que le *si* et ressemblant au bruit d'une feuille de parchemin que l'on plierait en deux sous le même coup.

Sur ces entrefaites le père se présente, me dit que cet enfant est son unique, que sa mort serait naturellement grand dommage pour la famille, et qu'il a assez de confiance en moi pour espérer que moyennant une somme ronde je garantirai la guérison dans un temps déterminé.

Je les renvoyai fort poliment tous deux à de plus habiles et à d'assez hardis pour savoir disposer du lendemain.

Quoi qu'il en soit de cette terminaison, il est assez manifeste que l'élément rhumatismal était ici le fond de la maladie. Il s'en est fait des échappées vers le poumon et le cœur, et l'on a pu croire un moment qu'il allait surgir une phthisie en raison de désordres respiratoires assez considérables pour donner l'éveil. L'étude attentive de la sonorité du cœur a conduit le malade et la médication sur le terrain où ils devaient être placés. C'est là un éclatant témoignage de la légitimité de cette étude et des succès qui lui sont réservés.

« Le diagnostic des maladies du cœur, qui est l'épouvantail des praticiens vulgaires, se résume en signes peu nombreux; mais ces signes peuvent manquer et sont souvent d'une appréciation sinon difficile, au moins délicate et très-insidieuse. L'endocardite a pour signe culminant le bruit de souffle, signe banal qui s'éclaire des symptômes conjoints.... La preuve définitive n'existe guère que dans l'avenir, c'est-à-dire dans l'apparition des lésions organiques valvulaires. » (FORGET, *Principes de thérapeutique.*)

Espérons que l'avenir modifiera la sévérité décourageante du jugement de notre maître regretté, jugement qui résume avec assez de netteté, il faut le dire, nos idées médicales sur le diagnostic des affections cardiaques. L'étude attentive des bruits du cœur au point de vue de leur assonance physiologique pourra jeter un rayon de clarté sur ce qu'a d'obscur parfois un diagnostic que l'austère professeur appelle un épouvantail. Espérons aussi que ce moyen d'étude et de perfectionnement de l'oreille facilitera l'étude des bronchites chroniques mal comprises.

Nous croyons que beaucoup de crachements de sang, dont on s'épouvante trop vite, n'ont d'autre origine qu'une gêne dans la circulation du sang par dérangement dans les orifices du cœur. La phthisie proprement dite, qui puise ailleurs ses conditions génératrices, peut être certes accompagnée d'une maladie de cet organe, mais le cas est moins fréquent qu'il ne le paraît de prime abord. C'est d'ailleurs l'opinion de deux maîtres en clinique, et il n'est pas étranger à notre sujet de la reproduire.

« On a mis la phthisie au nombre des causes de l'anévrisme du cœur, mais cette opinion ne me semble pas avoir le témoignage des faits en sa faveur. Sur cent douze sujets morts phthisiques, je n'ai trouvé que trois exemples d'une augmentation manifeste du volume du cœur.

« Les malades qui en étaient l'objet n'avaient point éprouvé les symptômes de l'anévrisme. » (LOUIS, *Phthisie.*)

« Chez le tiers environ des individus qui succombent à une

phthisie pulmonaire, le cœur se présente dans son état normal ; chez les deux autres tiers il est altéré ; mais tantôt cette altération consiste dans une augmentation *réelle* ou *apparente* de son volume, tantôt il est plus petit que de coutume, c'est-à-dire qu'il survient de la dilatation par obstacle au cours du sang ou diminution de volume par anémie. » (ANDRAL, *Clinique*.)

Je m'autoriserai des recherches de ces éminents observateurs pour poser cette loi, à savoir qu'en face de lésions pulmonaires et cardiaques réunies, lorsque l'on résout difficilement la question de priorité pour les unes ou les autres, toutes les présomptions sont en faveur des dernières. Or, la considération de cette priorité est d'un grand poids dans la médication à établir à la suite d'un diagnostic qui peut ici varier du tout au tout. En face de cette difficulté, il y a un signe précieux à recueillir : c'est la mobilité des lésions pulmonaires à côté d'une lésion cardiaque qui ne fait que persévérer à croître.

Ce que nous avons dit de la hauteur et de la clarté des bruits du cœur droit, nous oblige à entrer dans quelques détails confirmatifs de nos opinions.

OBSERVATION IX. — Mme X..., 27 ans, vigneronne, à 19 ans fait une maladie grave qui est prise pour une chlorose. C'est une endocardite, lésion mitrale avec complications pulmonaires, et qui se guérit une fois traitée pour ce qu'elle est. Se marie, bien portante depuis, à 26 ans ; grossesse dans la même année, puis couches assez heureuses. Trois semaines après, à la suite de travaux fatigants, ses jambes enflent, elle suffoque et a des palpitations. Les moyens qui l'avaient guérie la première fois la rétablissent. Elle reprend son travail, et des fatigues inattendues la forcent de s'aliter encore. Cette fois tous les symptômes de l'endocardite s'aggravent au plus haut point.

Ascite considérable, enflure des jambes, teint plaqué de marbrures, la poitrine se soulève sous les chocs du cœur, palpitations aux parties latérales du cou, pouls veineux des jugulaires. Les pulsations radiales sont imperceptibles et très-rapides. Les bruits du cœur sont formés de plusieurs sons bruyants et impétueux qu'il est impossible de décomposer pour les définir. Quoi qu'il en soit, nous savions déjà qu'il existait une lésion mitrale ; il nous parut que, cette fois, il s'y joignait une insuffisance de l'orifice auriculo-ventriculaire droit, en raison d'un souffle sibilant présystolique accentué surtout sous le rebord du sternum et assez haut, puis à cause du pouls veineux si apparent. Après 15 jours, il y eut assez d'amélioration pour que l'on pût décomposer à peu près les bruits du cœur. Vers la base de l'organe, entre la quatrième et la cinquième côte, la note mitrale donnait à peu près le *ré*, avec un souffle allant vers la pointe; le claquement sigmoïde était très-court et un peu rude, et par cela-même très-difficile à assonner; vers la deuxième et la troisième côte, sous le sternum, on percevait deux claquements assez clairs et élevés, légèrement râpeux. Était-ce l'écho propagé des premiers, leur prolongation? On sait en effet que plus les sons s'éloignent, plus ils ont de clarté, les graves s'éteignent plus tôt. Pour lever le doute, je portai tour à tour l'oreille en haut vers la droite, et plus bas vers la gauche pour comparer les notes au diapason *sol ;* en haut, le *sol* était au-dessous, en bas il était beaucoup plus au-dessus, et cela paraissait assez manifeste pour que l'oreille la moins exercée pût le reconnaître.

C'étaient donc les deux cœurs qui parlaient chacun pour son compte. Il nous a paru également que ce pouls veineux que l'on a expliqué d'une manière assez satisfaisante pouvait être aussi rapporté au frappement des carotides contre la paroi interne des veines jugulaires qui éprouvent alors un mouvement de succession de bas en haut, outre la régurgitation qui se fait de l'oreillette dans les gros troncs veineux.

Après six semaines, la digitale ayant été donnée à doses assez élevées, le pouls descendit à 48; les bruits du cœur tombèrent à leur plus simple expression et firent voir qu'en effet, sous le coup d'une excitation puissante, toutes les parties vibrantes du cœur peuvent produire des bruits qui se mêlent et se confondent avec les notes physiologiques.

Même exemple des bruits du cœur droit et du cœur gauche.

Un paysan, bûcheron de son état, de force moyenne, souffrant du côté gauche depuis sept ans, vient à la vendange. Il est forcé de quitter son travail, tant l'oppression et la douleur ont pris d'intensité.

Il consulte avant de repartir chez lui.

Bruits respiratoires rudes, sans richesse. Pouls faible, mais égal. Matité précordiale très-développée. En dehors du sein gauche et un peu en bas, bruits du cœur sourds et rudes; ils donnent le *ré* et le *la*. A côté du sternum, un peu plus haut, ils sont clairs et secs, donnent le *la* et le *si* avec une justesse frappante.

Si ce fait ne suffit pas encore, en voici un autre sans réplique.

Petite dame, assez grêle, de 32 ans, occupée à la broderie. Souffre depuis longtemps de faiblesse générale, d'oppression, de maux d'estomac. Elle éprouve, dit-elle, une douleur dans la région du sein gauche, quelque chose au-dessus de l'estomac qui l'épouvante et cela depuis 15 jours. C'est une palpitation brusque, un tremblement du cœur qui lui fait craindre de mourir subitement.

Langue jaune, pouls fréquent, assez rempli.

Depuis trois mois elle prend du fer, du quinquina et les fortifiants les plus variés.

J'ausculte son cœur au diapason; vers l'articulation des cinquième et sixième côtes, dans un espace assez étroit, le bruit systolique est un *si*, le second est plus élevé d'une note et demie; partout ailleurs ils sont descendus. « Voilà où je trouve quelque chose, dis-je, en montrant l'endroit. — Oui, c'est bien là la place de mon mal. »

C'est un de ces cas où le mot *nerveux* trouve son application. Et peut-être lui avait-on dit déjà souvent : C'est nerveux.

Eh bien, c'était plus que cela. Et si l'élément nerveux avait une part dans la production du mal, celle de l'élément organique était encore plus grande et surtout plus manifeste.

Si l'on rattachait toujours toutes ces modifications de sonorité à une endocardite latente, certainement on tomberait dans l'exagération, bien que celle-ci en soit la principale origine. Il faut encore supposer qu'à part l'inflammation, il peut survenir, pour une cause ou pour une autre, un certain état de constriction ou de relâchement total du cœur, ou plutôt de ses anneaux valvulaires, qui, seul, peut produire une différence de sons. Et, en effet, si l'on s'en rapporte à l'expérience, on s'explique aisément que la note physiologique descende de deux ou trois degrés pour revenir insensiblement à sa place, sans modification de substance profonde. Que l'on prenne une lamelle de caoutchouc, une corde de violon même placée sur son chevalet, qu'on la détende; insensiblement elle descend vers les graves avec plus ou moins de justesse, puis les sons se relèvent jusqu'à la tension normale de toutes les molécules vibrantes de la corde.

L'acoustique nous apprend qu'il y a des vibrations en longueur et des vibrations en largeur. C'est l'exacte conformité des unes avec les autres qui donne la pureté du son. Ce doit être encore l'exacte conformité de toutes les parties du cœur entre elles qui fait la justesse de sa sonorité.

IV.

Il est une affection qui, depuis quelques années, fait de nombreuses victimes dans une certaine classe de la population. Elle frappe surtout les jeunes gens de 17 à 25 ans dans les deux sexes, mais préférablement dans le sexe masculin. On pourrait l'appeler la maladie des adolescents, parce que c'est dans les environs de la vingtième année qu'elle apparaît avec ses caractères. Ceux-ci sont assez ambigus et ne lui donnent pas une physionomie franchement dessinée. Aussi déjoue-t-elle souvent et la patience du malade et les savantes applications de son médecin. Elle ne tient pas le malade au lit et lui laisse les apparences d'une demi-santé. Et s'il arrive qu'il grandisse, dans l'occurrence, on attribue ce qu'il éprouve à une fièvre de croissance, dont on favorise l'éclosion à grand renfort d'excitants. Qu'il y ait en effet dans cet état quelques-unes des difficultés de l'évolution organique, ce n'est pas toujours à nier, mais il dépend beaucoup plus de circonstances qui sont dans la volonté de l'adolescent, dans la manière de diriger sa vie. En effet, c'est d'un excès de volonté dont il souffre; son vouloir impérieux est comme une épine enfoncée dans ses chairs. Car s'il est des causes de maladie qui proviennent d'une collision inévitable entre nos organes et les agents extérieurs, il en est qui dérivent d'une lutte, d'une sorte de révolte de ces mêmes organes contre l'arbitraire du moi qu'ils servent. On le dit souvent et à juste titre, les maladies ne sont pas des êtres, mais des modes de l'être, et souvent des sorties violentes hors des voies physiologiques.

Voici le cas dans toute sa simplicité, sans apprêts ni fard. Il ne sera pas inutile de le décrire si, d'après certains pathologistes, « toute notion, toute source d'informations capable de servir à la connaissance de la maladie, peut être considérée comme un signe », c'est-à-dire comme un moyen de diagnostic.

De 17 à 20 ans, le corps de l'homme n'est pas fait, il lui manque les degrés de résistance et de solidité qui lui arriveront dans la suite. Mais la vie sociale, qui surmène tout de plus en plus, n'attend pas l'éclosion naturelle des forces et de la virilité, et pour remplir les vides qu'elle fait, pour subvenir aux exigences qu'elle suscite, elle veut de la précocité et l'on devient homme avant l'heure.

Tel adolescent qui promet beaucoup et devrait être ménagé, ne l'est pas suffisamment ou s'emporte lui-même à l'excès dans une intempérance d'amour-propre. Il remplit un office périlleux et difficile, soulève de lourds fardeaux, traîne des charges énormes, et du matin au soir va suant, haletant, mangeant comme quatre, ou mangeant peu quelquefois, en tout cas buvant comme un homme, heureux encore s'il ne fait rien de plus.

Voilà cet individu sous le coup de ce que l'on pourrait appeler l'effort chronique : les muscles inspirateurs toujours tendus, le système veineux et l'aorte gorgés de sang, les artères du torse faisant mal leur office, et le cœur en anhélation permanente, s'efforçant de vaincre, à chaque pas, cette surcharge qui est pour lui comme un coup de surprise.

Mais ce qui broche encore sur le tout et augmente le mal en l'engourdissant, c'est l'usage trop répété de ces stimulus qu'une civilisation plus mercantile que progressive impose, oui, impose aux gens d'un certain monde. Et il faut qu'on y passe sous peine de se brouiller avec les amis. On salue l'aurore avec un petit verre de mêlé, et lorsque le jour s'en retourne on s'en console par des libations dont le nom varie suivant la mode.

Cependant un beau jour il arrive je ne sais quoi d'insolite; on ne se sent plus le même, la charge paraît plus lourde, on se repose plus souvent, l'appétit se perd, on a de la soif, rien ne fait plaisir, on est abattu, on tousse un peu, on a mal dans le dos, les côtés ou à l'épigastre.

Il survient de la céphalalgie avec quelques accès de fièvre passagers. Et comme on peut se passer du lit, on se passe aussi du médecin ou bien on ne le voit que de temps à autre, sans régularité, jusqu'à ce qu'enfin on se résigne à se mettre corps et âme entre les mains d'un guérisseur.

Que trouve-t-il celui-ci ?

Voilà bien un visage amaigri, aux yeux brillants ou fatigués. La langue est blanche, la peau un peu chaude, le pouls assez fréquent. Si l'on ausculte, on trouve des bruits respiratoires altérés, des saccades pendant l'expiration, de la rudesse à certaines places, un déplissement vésiculaire bruyant à la base des poumons, et enfin le cœur ému mais n'offrant aucun de ces bruits qui naguère possédaient à eux seuls la spécialité pathognomonique, que l'on nous pardonne ce grand mot.

Certes, le cas n'est pas difficile, il s'exprime clairement et l'on réprime un geste de commisération en face d'une nouvelle victime du lymphatisme ou de la tuberculose, et l'on va en avant : Quinquina, fer, iodure de fer, dérivatifs cutanés, huile de morue, et surtout bon vin et bonne viande.

On marche ainsi des semaines et des mois, on bat des mains à la moindre éclaircie dans ces ténèbres et si l'on en sort, c'est par un tour du hasard qui vous remet par mégarde sur le bon chemin. Ici se représente encore cette loi des connivences physiologiques entre le cœur et les poumons, loi qu'il est parfois difficile d'interpréter ou qu'on interprète trop superficiellement suivant les doctrines que l'on professe. Le positivisme, par exemple, ne préserve pas toujours des illusions, il a les siennes lui aussi, et il peut lui arriver de laisser la proie pour l'ombre. Et c'est ce qu'il est exposé à faire lorsqu'en face de cette fièvre lente, accompagnée de désordres respiratoires insolites, il lui faut prendre un parti. N'est-il pas avéré que le cœur est indemne lorsqu'il n'a ni souffle, ni bruit de râpe ou de frottement ? Tout au plus n'a-t-on à faire qu'à surveiller cette légère accentuation des battements cardiaques, expliquée déjà par la coïncidence du mouvement fébrile ou encore par la peur du médecin.

Eh bien, cette accentuation est d'une grande importance; bien observée, elle devient le phénomène culminant de la maladie. Elle n'exprime ni un symptôme de phthisie au début, ni une congestion pulmonaire simple, ni une endocardite franche. Elle exprime un état spécial *sui generis* du cœur et des poumons dans une vie surmenée. Affection réelle, comme nous l'expliquions précédemment, dans laquelle le sang s'altère, excité par un vice de nutrition et par les excès d'une fatigue sans relâche, deux causes dont l'effet va directement au cœur et par suite aux poumons. Le cœur devient plus susceptible, sa nervosité s'exagère, il est à l'état de congestion permanente; ses valvules, surtout celles du cœur gauche, se relâchent, s'imbibent de sang et s'épaississent, d'où un défaut de coordination et de justesse dans leurs mouvements alternes, qui a pour conséquence une tension considérable dans les vaisseaux des poumons et du cœur.

On pourrait comparer volontiers cet état des valvules à celui de la conjonctive dans certaines diathèses, état aussi lent à se dissiper que facile à se reproduire. Telle est la seule manière de bien juger ces sortes d'affections.

Nous avons eu cette année et l'année précédente une quinzaine de ces jeunes gens : que de lenteurs dans l'amélioration, que de rechutes rapides, et par suite que de réflexions douloureuses sur des cas si nombreux de dégénérescence de la race. Eh bien, nous croyons qu'il faut ici s'occuper moins des stases sanguines pulmonaires et beaucoup plus de l'état du cœur. Nous croyons que ce traitement banal par les toniques n'est pas le vrai et que des émissions sanguines légères et bien mesurées, de grands bains, des sédatifs seraient beaucoup plus efficaces. Maintenant, pour en revenir à l'objet spécial de cette étude, ajoutons qu'il est facile de concevoir qu'au moyen du diapason la sonorité du cœur, appréciée avec une justesse incomparable dans toutes les modifications de chaque jour, ne laissera jamais ou rarement le diagnostic dans l'embarras. Elle opposera des arguments inébranlables aux objections d'un patient entêté qui ne veut pas souffrir d'une affection cardiaque, quoi qu'on lui dise, en même temps qu'elle maintiendra dans la bonne voie le jugement du médecin, quelquefois si difficile.

V.

Le cœur a des échos qu'il faut chercher et étudier.

OBSERVATION X. — Mme X...., 45 ans, bonne constitution, taille élevée.

Depuis 15 mois, accidents variables dus à la ménopause. Il y a quinze jours, les menstrues sont survenues avec difficulté et un malaise général.

Elle se plaint de bouffissure aux jambes, surtout à la droite, mais sans œdème, *dit-elle*.

On lui a conseillé une nourriture succulente, du bon vin, du café.

Pouls fréquent, régulier, assez large et fort.

Langue couverte d'un enduit jaunâtre assez épais. Urines quelquefois chargées. Pas de toux, mais à la moindre émotion, le cœur s'agite.

Bruits respiratoires doux, mais avec une légère amplitude à la base en arrière.

La matité précordiale n'est pas exagérée; le choc du cœur se fait sentir fortement au-dessous et à gauche du sein.

Des deux bruits, le premier paraît plus retentissant, plus vibrant, parfois comme parcheminé, mais cela est aussi rapide que difficile à dépeindre ; ils ne s'étendent pas hors de leur région et n'ont ni souffle ni rudesse.

Cela ne justifiait pas le jugement que je portais de prime abord. Cependant environ vers le second tiers du rebord de l'omoplate gauche, dans l'étendue de 2 à 3 centimètres, on entendait, mais faiblement, comme dans le lointain, un *dzi dzi* assez dur ; c'était assez, et la malade fut renvoyée à son médecin ordinaire avec les indications dictées par la circonstance.

Mais que signifiait ce bruit ?

En appliquant une languette de papier mince à l'extrémité d'une des branches du diapason, et en laissant libre sa partie inférieure, on n'a qu'à le frapper puis le rapprocher par saccades de l'oreille pour avoir le même bruit ; le son s'affaiblit, devient un peu plus fin, en donnant un *dzi dzi* analogue à celui entendu sur la malade. Déjà des physiciens prétendent (*Cosmos* 74) que le violon le plus criard rend des sons doux dès qu'on accole un petit morceau de cire sur son chevalet.

Rappelons-nous bien qu'à l'état sain les membranes valvulaires sont minces, souples, unies et demi-transparentes ; qu'elles se terminent par un bord dentelé et légèrement épaissi en ourlet, circonstances anatomiques les plus propres à altérer les bruits à la moindre modification matérielle.

Quelle conclusion tirer de ces rapprochements ? Que cette femme a pu avoir des concrétions à la valvule mitrale, peut-être une altération des bords d'Arantius. Sans doute, c'est une témérité de vouloir trop tôt préjuger des lésions matérielles, assez mobiles par elles-mêmes. Malgré cela, ne faut-il pas en venir à les faire voir chaque jour aux yeux de la pensée, comme si réellement on les touchait, et cela par les signes qui leur sont attachés et varient comme elles. Toute la médecine est là.

Autre cas du même genre, mais beaucoup plus compliqué. Bruits du cœur mieux jugés par leur résonnance à la partie postérieure.

Observation X *bis*. — X..., charbonnier, grand, maigre et sec, au nez rouge. Il n'a jamais été malade, sauf des douleurs de jambes il y a douze ans. Depuis deux semaines, toux avec étouffements nocturnes. Il ne peut rester coucher et éprouve une oppression telle qu'il se lève bien vite pour ne pas suffoquer. Langue blanche, un peu de diarrhée, pouls très-dépressible, irrégulier, de grosses ondées avec des petites, mais sans arrêt perceptible. Poitrine en carène, respiration un peu rude.

A l'auscultation du cœur : vibrations très-sonores, bruit dominant d'un soufflet donnant une énorme bouffée suivie d'une plus sèche.

Ce bruit de soufflet s'entend dans toute la surface de la poitrine, surtout amplifié sous la clavicule droite. On l'entend aussi mais sourdement à la base du poumon gauche en arrière, mêlé aux vibrations cardiaques. Seulement à côté du bord interne de l'omoplate, vers la troisième et quatrième côte, on perçoit les deux claquements valvulaires dans un certain lointain et dégagés de tout accompagnement. Le premier commence par un accroc; ils se distinguent bien et paraissent au diapason plus élevés qu'ils ne doivent l'être, tandis qu'en avant la sonorité est surtout dans les tons graves. Quoi qu'il en soit, on jugeait déjà avec le diapason que leur altération n'était pas un fait totalement consommé, loin de là : submatité sous-claviculaire sternale et précordiale.

Les claquements valvulaires, c'est un fait hors de conteste, ne produisent pas à eux seuls les anomalies sonores; le passage et le reflux du sang contribuent encore à leur formation; ils donnent lieu au bruit de souffle. C'est purement un phénomène d'interférence. Ici le bruit de soufflet de forge dérive de l'ondée sanguine trouvant une dilatation considérable dans l'aorte et la crosse de l'aorte, avec une différence de pression comme dans une série d'anneaux irréguliers de diamètre. Le diagnostic pouvait être ainsi formulé : insuffisance mitrale avec concrétions probables, rétrécissement de l'orifice aortique, hypertrophie générale du cœur ou plutôt énorme dilatation, et anévrisme actif inflammatoire de l'aorte.

« Partout, a dit Monneret, où il existera un rétrécissement et un liquide pour le traverser avec une certaine vitesse, il y aura production d'un bruit de courant sanguin. »

Est-on bien sûr qu'il en soit toujours ainsi? Ne faut-il pas encore à cette condition ajouter celle d'un courant contrarié? C'est ce que l'étude de l'acoustique tendrait à vouloir exiger. Ce professeur toujours si consciencieux et exact, si méthodique surtout, nous paraît avoir attaché trop d'importance à ce qu'il appelle les bruits hydrauliques. Mais il s'en défie et ne voudrait ni des uns ni des autres pour asseoir un diagnostic positif. « Nous rencontrons toujours, dit-il, à côté de la lésion matérielle qui fait parler le sang, la force toujours inconstante du cœur qui met ce liquide en mouvement. Allez donc ensuite, avec deux éléments dont l'un est aussi variable que la vie elle-même, subordonner le diagnostic à une loi d'hydraulique. Que penser de ceux qui persistent encore à obscurcir le diagnostic avec toutes les distinctions subtiles qu'ils cherchent à introduire en imaginant des rétrécissements et des insuffisances ?»

Bien que ce jugement puisse s'adresser seulement à quelques exagérations, il est en lui-même inexact et injuste et surtout anti-progressif. Il se retournerait facilement contre l'auteur lui-même. La prédilection qu'il apporte aux symptômes dynamiques, à l'exclusion de certains signes physiques, très-éloquents parfois, n'est pas justifiée par les faits, car elle n'apporte à ceux-ci qu'un degré minime de certitude.

Qui voudrait s'y fier exclusivement risquerait, dans les états latents par exemple, de se trouver en défaut, d'être surpris. Qu'on prenne bien garde, en effet, que ces précieuses manifestations dynamiques ne sont pas notées et rangées en ligne chez le malade comme dans le livre de l'auteur. Le propre des maladies c'est d'échapper à la méthode et à l'uniformité. A quoi serviraient donc toutes les études d'anatomie pathologique, aujourd'hui d'une délicatesse admirable, si elles n'arrivaient pas à une corrélation physiologique certaine. Les signes d'expression vitale doivent marcher de front avec les signes d'altération matérielle, et c'est cette concordance qui donne un corps à nos affirmations au milieu de la variabilité des faits.

Bien que le jugement de l'éminent professeur soit déjà éloigné de nous, il était opportun d'en parler ici; un jour il se reproduira par le fait des révolutions médicales, si chercheuses et affairées parfois. Pour ne pas être exclusif cependant, on ne peut nier qu'il existe une force variable, inconstante par conséquent dans ses effets, à laquelle la production des bruits soit plus ou moins asservie; mais cette force n'est pas absolument cachée, il est possible à certaines heures de lui donner tout son jeu. L'état de langueur ou l'état d'excitation, ces deux modes de la vie si expressifs, si éminents par leur signification, peuvent fournir, au moyen d'une transformation passagère, des révélations importantes.

Notre malade, par exemple, ayant continué son travail, a trop fait parler le sang; il a fait jouer le cœur avec excès; de là peut-être dans les signes, une exagération dont il faut tenir compte. Néanmoins ce n'est pas obscurcir le diagnostic que de suivre et d'expliquer à chaque jour l'évolution déformante qui se fait aux orifices. Le clinicien, devant les transformations incessantes de la tuberculose, n'est jamais mis en défaut s'il y reste attentif, et c'est son devoir. Celui-ci n'est pas moins impérieux lorsqu'il s'agit des phases si précipitées de l'altération valvulaire, depuis surtout qu'on peut appliquer à cette étude les plus délicates recherches de la science du son.

22 août 1875. — Jambes enflées, matité transversale du cœur beaucoup plus développée ; léger frémissement cataire ; soubresaut du cœur ; pouls petit et fréquent. Le soufflet de forge ne s'entend plus de la même manière, c'est un souffle râpeux assez sec et précipité ; très-faible sous les clavicules, il a beaucoup d'intensité à la base des deux poumons et surtout sous l'aisselle gauche, où il vibre d'une façon considérable, c'est un vrai vacarme. Il s'entend aussi à côté de l'omoplate gauche ; les deux bruits d'orifices y sont râpeux et soufflés et ont perdu la netteté et la clarté lointaine qu'ils avaient à la première visite. Ceci est très-important à retenir.

1ᵉʳ septembre. — Le charbonnier a meilleure mine, il s'est reposé. Des purgatifs, des diurétiques ont beaucoup diminué l'œdème.

Respiration à peu près nette. Les bruits du cœur s'entendent secs et courts sous la clavicule droite ; aussi dans la région du foie avec un mélange de vibration lointaine. En dehors du sternum à gauche, un peu au-dessous du mamelon, ils ne sont pas soufflés ; le premier sourd, légèrement râpeux, le second très-rapide ; ils ne s'entendent pas en arrière. Sous l'aisselle, un seul bruit de soufflet de forge.

Au diapason, le deuxième bruit est au-dessous du *si* et au-dessus du *sol* ; le premier plus grave qu'à l'état sain (1). Pouls ondulant, large mais régulier. Il peut se faire dans un vaisseau comme l'aorte des incrustations sanguines contre la paroi intérieure, de façon que la régularité du courant sanguin se rétablisse et que le bruit de souffle disparaisse. Nous pourrions en citer un exemple très-curieux.

6 septembre. — Les bruits ne s'entendent plus que dans une

(1) Nous ne nous servions encore que des deux diapasons physiologiques à cette époque ; ce n'est pas assez : il en faut au moins six.

région de 8 centim. carrés. Lé second est devenu au-dessous du *sol* (1), il produit un souffle terminé par un *t*; pouls régulier avec impulsion longue. Quelques jours après, il alla faire du charbon dans les bois; mais il en revint pour mourir à l'hôpital après une semaine de maladie.

Cette observation peut se passer de commentaires. Au milieu d'un effrayant langage du cœur, le diapason a pu faire constater le degré relativement faible au début des altérations valvulaires et en suivre facilement les progrès rapides. Le tumulte dans la région précordiale ne permettant pas l'audition facile des notés physiologiques, c'est en les cherchant loin du cœur, dans ses échos, qu'il a été possible de les apprécier à leur juste valeur. Il faut donc étudier les bruits du cœur partout où ils peuvent être entendus; ce ne serait pas assez de coller l'oreille autour du sein gauche. On le voit ici : à divers phases, ces bruits varient ou par leurs nuances, par leur timbre, ou par leur accompagnement; variétés sonores qui ont leur cause et trouveront un jour une explication claire et satisfaisante. L'énorme dilatation du cœur et de ses vaisseaux, la congestion des organes voisins, l'activité de la circulation sanguine, fouettée par un travail continu, par une excitation fébrile aiguë se sont exprimés par les phénomènes de sonorité les plus remarquables. On aurait pu en rapporter la cause unique, ou à peu près, à l'altération des valvules. Mais celles-ci, écoutées dans le lointain, ne donnent qu'un son un peu plus élevé que le diapason, avec un bruit d'accroc très-faible au premier temps, bruit d'accroc qui devient bientôt bruit de râpe. Puis les orifices s'altérant et se dilatant de plus en plus, les deux notes diminuent à chaque jour de hauteur, le *si* descendant jusqu'au-dessous du *sol*, qui lui-même devient plus grave. C'est la marche ordinaire des bruits du cœur dans les maladies chroniques avec dilatation.

Les quelques observations qui viennent d'être rapportées n'ont peut-être pas encore entraîné la conviction du lecteur; mais, est-ce parce qu'on leur a donné le caractère d'une trop rigoureuse précision? On eût pu renforcer la couleur ou accentuer davantage le trait essentiel. Nous professons pour le positivisme scientifique un si profond sentiment de révérence, que nous eussions cru y déroger en ne nous tenant pas sans cesse dans les limites d'une exactitude austère. Pareillement, on nous accordera

____

(1) Au fur et à mesure de la maladie, les deux orifices tendent toujours à se mettre en rapport proportionnel.

bien qu'il n'y ait qu'un positivisme, celui qui est la compréhension de faits mathématiquement prouvés et inaltérables.

Notre thèse est des plus simples. Les notes du cœur étant, disions-nous plus haut, ses voix, son chant ou sa plainte, cet organe ne peut subir la moindre atteinte physiologiquement ou organiquement sans que ses voix ne la révèlent dans une certaine mesure. C'est ce qui va être prouvé surabondamment dans les pages suivantes. D'autre part, qu'on ne s'imagine pas que cette assonance des bruits du cœur avec l'instrument soit d'une difficulté excessive. Elle se fait aisément avec un peu d'habitude, bien qu'il y ait quelques cas réfractaires ; mais cette difficulté est déjà par elle-même un signe. Et puis, il faut bien le remarquer, il suffit, au fond, si l'on veut, de distinguer les tons aigus des tons graves, et, finalement, la descente des notes vers les graves ; ce qui est la loi lorsque les maladies de cœur récidivent ou se prolongent.

VI.

L'emploi du diapason peut être très-utile dans l'étude des dilatations du cœur, de ses dégénérescences adipeuses, de l'asystolie et de la péricardite.

Clarté des bruits du cœur, telle est l'étiquette que la plupart des auteurs s'accordent à inscrire parmi les symptômes de la cardiectasie. C'est un signe qui, assez juste dans beaucoup de cas, n'est pas à généraliser, car si la dilatation envahit, par exemple, les orifices, elle pourra rendre leurs vibrations plus sonores par le surcroît d'étendue qu'elle fournit aux tissus résonnants. Il faut bien admettre aussi qu'il y a plusieurs sortes de dilatations, et qu'elles ont besoin d'être comparées entre elles. Il en est qui comportent encore une certaine rigidité de la substance musculaire, ou qui résultent du manque de cette rigidité.

La fibre s'est détendue, amincie peut-être en se développant, et a perdu beaucoup de son élasticité, la nervosité elle-même faisant défaut. Il y a de ces cas de maladie assez fréquents ; ils se dissimulent souvent aux yeux de l'observateur, parce qu'ils ont des faces diverses sous lesquelles il faut les voir à plusieurs reprises. Ils sont quelquefois la conséquence lointaine de cet état de travail forcé que nous signalions plus haut, et c'est alors à un âge plus avancé qu'on les rencontre. D'autre part, on prétend que les cœurs dilatés, au lieu des bruits normaux, en fournissent parfois d'autres anormaux, sans qu'on puisse invoquer, comme cause, les modifications valvulaires. Ces bruits anormaux auraient pour origine une irrégularité des vibrations que l'afflux du sang imprime aux valvules plus ou moins tendues ou relâchées. L'observation suivante semblerait confirmer presque cette dernière assertion. Elle est un exemple remarquable de dilatation du cœur, et sa guérison a confirmé le diagnostic et l'utilité du traitement mis en usage.

OBSERVATION XI. — M. X...., 27 ans, assez vigoureux et bien bâti, étudiant dans un séminaire d'une ville annexée, a été traité depuis six mois pour une maladie appelée névrose du cœur, principalement par le bromure de potassium à doses assez élevées. N'a pas eu de rhumatismes articulaires et jouit toujours d'une bonne santé, mais a éprouvé de violents chagrins à la suite de la guerre.

Vient me consulter le 12 avril 1876 après avoir fait beaucoup de visites ; il se plaint de violentes douleurs et de gêne dans la région antéro-latérale gauche de la poitrine, sans désigner spécialement la région propre du cœur. Depuis quelques jours il éprouve des vertiges en marchant. Teint brun, lèvres naturelles, pouls à 110, assez vibrant et rempli, langue un peu chargée et râpeuse, gencives colorées, peu d'appétit.

Poumons sains, foie dans ses limites.

Matité exagérée dans la région précordiale ; on y sent surtout en largeur des palpitations très-actives ; on y entend des bruits à frémissements vibratoires ; peut-être parfois quelques bouffées légères d'un souffle rapide dans l'aorte.

Je demande à voir le jeune abbé chez son ami avant son lever ; je conclus à un état fort grave, mais sans le définir, supposant que le mot névrose n'avait été qu'une ingénieuse expression de la médication morale.

Je le visite au matin, le 23 avril : pouls à 80, assez rempli et sans faiblesse ; nuits d'insomnie ; matité précordiale d'environ deux pouces, très-accusée sur le bord sternal ; elle descend assez bas. On ne sent pas battre la pointe du cœur. Les battements de celui-ci sont assez nettement frappés, bien qu'un peu mous ; ils ont de l'accord en ce sens qu'un intervalle assez juste à l'oreille les sépare. Il n'y a aucun bruit de propagation dans l'aorte, ni d'ondulations vibratoires ; en un mot, le cœur est, si l'on peut dire ainsi, à l'état simple; seulement, au diapason le bruit systolique est au-dessous du *sol*, le second est au-dessous du *si*, mais au-dessus du *sol*.

Je fais lever le patient, qui parcourt sa chambre avec assez de rapidité pendant quelques minutes. Alors il offre dans un grand espace du thorax des bruits du cœur tumultueux et d'une vibration exagérée. Mais ce qu'il y a ici de significatif pour la valeur de notre méthode, c'est qu'elle fait constater l'abaissement des deux notes du cœur: la première allant jusqu'au *ré* et la seconde au-dessous du *sol*, à tel point que l'intervalle entre les deux se trouvait tout à coup très-rétréci.

D'où la conclusion de physiologie pathologique que les deux orifices participaient aussi à la dilatation générale du cœur dans une mesure facilement appréciable, et que les valvules prenaient de la largeur aux dépens de leur base d'insertion.

Au repos, le cœur était encore assez élastique pour revenir sur lui-même et permettre à la contractilité des anneaux fibreux un certain retrait, surtout vers l'aorte. Mais lorsque la masse sanguine devenait perpendiculaire à la base du cœur, celui-ci, sous le poids de cette masse, prenait un élargissement considérable, ainsi que le démontrait la percussion lors de la première visite.

Après une médication exploratrice de quelques jours et d'un résultat nul, on mit le patient à l'usage du tannin et à un grand repos.

Le 12 mai, il retourna au séminaire, déjà mieux, continua le tannin pendant six semaines, et son médecin y ajouta des ferrugineux.

Revu le 25 juillet suivant: se trouve très-bien; peut marcher longtemps sans avoir de vertiges, ni essoufflements, ni palpitations.

A l'auscultation, les bruits du cœur sont nets et bien frappés, formant à peu près le *sol* et le *si*.

Quoi qu'il en soit, le changement de tonalité et de hauteur des notes, l'homme debout ou couché, et que l'on ne peut bien apprécier dans toute sa justesse qu'au moyen d'une comparaison aussi exacte qu'invariable, nous semble être un excellent signe des dilatations cardiaques. On a prétendu, disions-nous, que les cœurs dilatés peuvent fournir des bruits anormaux sans modifications valvulaires. Oui, sans doute, mais comment le prouver et jusqu'à quel point? Dans son *Traité des maladies du cœur*, le professeur Forget cite deux observations de cardiectasie où il est noté, dans l'une, un premier bruit sourd et l'élargissement de l'orifice tricuspide, et dans l'autre, des bruits du cœur non *sensiblement* altérés, courts et secs, et l'ampliation de l'orifice tricuspide. Voilà des termes qui indiquent cependant des nuances, nuances justifiées à peu près sans doute par une certaine modification de forme. Comment apprécier ces nuances? quel moyen a-t-on de les bien définir? Est-il impossible de le trouver, ce moyen? Nos lecteurs feront eux-mêmes la réponse.

Cette clarté de sons se retrouve encore comme un signe dans la dégénérescence adipeuse, que l'on pourrait confondre avec la cardiectasie. Dans ce cas, il faut bien le remarquer, l'agitation, la marche, etc., ne changent pas la hauteur des notes. Au repos, le *sol* peut se trouver plus élevé, recouvert plus ou moins par le *si* lorsqu'il manque de sa vibration complète, mais une excitation subite n'abaisse pas ces deux notes, bien qu'elle puisse leur donner plus d'éclat. De plus, elles ne s'accompagneront pas d'ondulations vibratoires, et pour cause.

Nous avons vu un cas de ce genre donner lieu à une difficulté de diagnostic. Le voici:

M. X...., 37 ans, a la poitrine très-bombée, surtout à la base, et beaucoup d'embonpoint; la taille courte, ramassée, le visage pâle, sans bouffissure. Ses jambes enflent, il se plaint d'essoufflement. Son médecin traitant le croit affecté d'une cardiopathie et l'envoie aux eaux de Bains. Le médecin inspecteur des eaux ne ratifie pas le diagnostic. Il suppose une sorte d'affection mécanique, si l'on peut parler ainsi, le cœur étant refoulé en haut par le développement graisseux intra-abdominal, développement d'autant plus facile que le diamètre antéro-postérieur du thorax s'y prête tout à fait; d'où cette gêne, cause probable des accidents éprouvés. On veut bien nous le faire examiner. Les battements du cœur sont entendus dans la région supérieure du thorax; ils n'ont pas de bruit de contraction générale, ni de choc contre la poitrine; ils sont d'accord avec le diapason, mais secs et courts, comme dans certains cas d'obésité que nous avons eu l'occasion de voir.

La diagnostic avait donc été très-justement porté en dernier lieu; néanmoins il pouvait s'y trouver des difficultés plus grandes qui eussent mis en défaut l'oreille seule, par exemple la nuance de bruits *non sensiblement altérés*.

Il est facile de comprendre pourquoi, dans l'adipose, les bruits du cœur doivent avoir de la clarté; la dégénérescence a raréfié

les fibres vibratoires des valvules, et en même temps les a amin-
cies; de là, en raison aussi de la diminution de la force contractile de l'organe, des sons tour à tour flasques ou secs, imitant
l'aigu et dans certains cas pouvant s'en rapprocher.

On a donné le nom d'asystolie à un état spécial du cœur, « dans
lequel cet organe se contracte insuffisamment et semble au-dessous de sa tâche ». Cet état, que l'on appellerait mieux dyssystolie,
n'était l'euphonie, est constitué par des séries variées de contractions
incomplètes et irrégulières, incomplètes en ce que le cœur semble ne
se vider pas complétement, et irrégulières à cause de la variabilité
du volume de son contenu, l'ondée sanguine. C'est surtout un ensemble de phénomènes de pure mécanique que l'on envisagerait
faussement si l'on en rapportait toute la cause au seul désordre
de la contraction musculaire. Celle-ci peut être en excès sur sa
quantité physiologique, mais la résistance qu'elle a à vaincre se
trouve dans des conditions telles que son travail d'expulsion est
toujours incomplet. On observe l'asystolie avec un certain degré
de conservation des forces générales, comme avec leur déperdi-
tion exagérée, dans les tempéraments lymphatiques, aussi bien
qu'avec les constitutions sanguines les plus riches.

Elle résulte surtout de la violation d'une loi de mécanique, de
la disproportion entre la force expultrice et le poids du corps
lancé par cette force.

En comparant le cœur à un réservoir à deux orifices, on s'est
contenté trop facilement, croyons-nous, pour juger cette question, d'une ressemblance de surface. Le cœur est bien, en effet,
un réservoir de liquides, mais avec un mouvement organisé. Dans
ce réservoir, il y a une force de projection, des soupapes qui me-
surent et coupent le courant liquide et lui forment à chaque coup
une voûte pour supporter sa hauteur. Il y a de plus, entre les deux
orifices principaux moteurs de la circulation, une proportionnalité
rigoureusement définie ou à peu près, et cette proportionnalité est
la condition nécessaire du jeu facile et total de cette circulation.

Que les deux orifices mitral et aortique s'élargissant, deviennent à peu près égaux, la voûte sigmoïde qui supporte la colonne
sanguine au moment de son ascension, ayant une base plus large,
supporte un poids beaucoup plus lourd, sous lequel elle échappe
plus ou moins, en même temps que la force de contraction ven-
triculaire se sent fortement contre-balancée. La puissance et la
résistance ne concordent plus. De là cette série de diastoles et de

systoles incomplètes. Le cœur vacillant semble, par des mouvements de recul, ressentir le contre-coup du poids qu'il soulève et
chasse imparfaitement. Il devient un réservoir de liquides qui se
vide mal, qui ne se vide qu'à force de soubresauts fatigants.

L'ondée sanguine, qui devait être comme filée dans des proportions artistement mesurées, depuis sa base de projection jusqu'à
la circonférence, trouve à sa source et plus de largeur à remplir
et moins de force pour la diriger. De là ses pulsations irrégulières,
coups redoublés et tremblotants qui sont les effets d'une secousse
musculaire plutôt que d'une contraction complète.

Dans cet état, la sonorité du cœur est considérablement modi-
fiée et s'explique. Notre proportion si nécessaire des $\frac{4}{5}$ entre les
orifices étant rompue, il n'y a plus d'intervalle entre les notes,
elles s'équivalent. Le reflux du sang ajouté à une dilatation exagérée, empêchant le claquement complet des valvules, étouffe la
production des bruits morbides précédemment observés, et ce
n'est que là qu'il faut chercher la cause de cette disparition. Ce
qui les remplace alors c'est un bruit d'ensemble qui revêt toutes
sortes de formes dans les tons graves. Il n'y a plus de notes ni
d'assonances possibles, il n'y a plus que deux coups sourds plus
ou moins bien frappés et qui se ressemblent. Cette ressemblance
est le meilleur signe de l'asystolie, jusqu'à ce que les deux bruits
n'en fassent plus qu'un et enfin disparaissent. Telle est la période
finale des cardiopathies vues sous une de leurs faces.

Une maladie qui a beaucoup de ressemblance avec l'asystolie,
c'est la péricardite.

Des pathologistes sérieux lui ont très-légèrement accordé un
degré de gravité modérée, et cependant elle saisit le cœur, l'é-
treint, le comprime comme dans une griffe de fer, et l'arrête
parfois d'un coup. Son signe matériel d'auscultation, qui est un
frou-frou varié, a seul attiré et soutenu l'attention, au détriment
de l'étude des bruits de systoles et de diastoles. Que deviennent
ces bruits dans le cours de la péricardite ? On ne s'en est guère
occupé, et pour cause. « Ils sont parfois sourds et tumultueux », a
dit le professeur Forget. M. Bouillaud leur a trouvé un léger
souffle qu'il attribue à l'endocardite par propagation. D'autres
observateurs les ont dits sourds et prolongés, ce qui revient à
l'opinion du médecin de Strasbourg. Leur étude nous a servi à
diagnostiquer une péricardite chronique prise pour une affection
valvulaire. Dans ce cas, les systoles n'étaient qu'une suite de sou-

bresauts et de faux pas du cœur ; mais comme il y avait un intervalle assez exact d'une tierce entre le premier et le deuxième bruit, nous en conclûmes à une péricardite ancienne, tous signes plus positifs faisant défaut. Il devenait dès lors nécessaire de poursuivre les recherches dans ce sens, et de ne pas les négliger à l'occasion. Celle-ci nous fut donnée ; elle peut être relatée ici.

Observation XII. — X...., 36 ans, bûcheron, belle constitution, bonne santé habituelle ; très-vif au travail.

Vers le 6 mai, malaise général, perte des forces et de l'appétit.

12 mai. — Douleur à l'épigastre accompagnée d'oppression. Il quitte son travail, vient consulter le *20 :* langue blanche, pouls assez régulier et assez rempli, fréquent ; quelques râles muqueux à la base des poumons en arrière, de la toux par instants ; gonflement considérable à la région épigastrique, sensible à la pression, il a son siége probable dans le tissu cellulaire sous-cutané et s'étend jusque vers l'ombilic.

Palpitations de cœur, mais sans frémissements vibratoires. Les battements sont irréguliers, s'entendent à leur place, mais dans une assez grande étendue, sans résonnance en aucun point de la poitrine, ni bruit de frottement, ni souffle ; le cœur semble sauter en battant. Le claquement mitral est un peu au-dessus du *sol*, l'aortique légèrement descendu ; tous deux clairs et secs. Cette circonstance de claquements presque purs, ajoutée à l'état du pouls, me fit regarder d'emblée l'affection comme une péricardite ; le gonflement abdominal n'était probablement qu'une inflammation par contiguïté de tissus.

Frictions mercurielles, larges vésicatoires, abstinence de vin et de travail.

28. — S'est bien trouvé depuis quelques jours et a travaillé hier à fendre des souches. Pouls irrégulier, composé de petites et de grosses ondées ; gonflement épigastrique dissipé.

Il est survenu un bruit de frottement qui lie les deux bruits du cœur et les accompagne ; également au côté droit, en arrière, dans une assez faible étendue (pleurésie sèche), le bruit mitral est au-dessus du *si*, le second un peu au-dessous ; il y a entre les deux l'intervalle d'une note et demie, autant qu'on peut l'apprécier à l'oreille seule, et cela dans toute la région du cœur.

Nous n'admettons pas que ce changement de hauteur dans les deux claquements valvulaires tienne à une endocardite par propagation. Il dépend plutôt de la contraction exagérée du ventri-

cule sous l'effort constant pour se dégager de son étreinte. Il y a
là une sorte d'asystolie en sens opposé. L'asystolie véritable a
lieu par élargissement des orifices sans proportion aucune, etc.; ici
c'est le resserrement par crispation et par étranglement qui tend
à détruire ce rapport, condition nécessaire de la synergie physiologique.

« Dans la péricardite, les bruits du cœur s'expliquent par la com-
pression que l'épanchement exerce sur l'organe, ou par la violence
avec laquelle le cœur se contracte quelquefois. » (GRISOLLE.)

12 juin.— Revient consulter ; a marché deux lieues pour venir.
Se dit mieux ; langue nette, appétit, sommeil passable, se retourne
plus facilement dans son lit. On voit battre la pointe du cœur à côté
de l'appendice xiphoïde. La matité précordiale est très-développée
et forme un large ovoïde depuis le mamelon jusqu'au rebord
costal. Le pouls est petit et irrégulier ; deux coups pour un à peu
près. Il faut tenir compte de la fatigue de la marche. Les battements du cœur s'entendent bien, ils ne sont ni sourds, ni voilés,
ni éloignés, plutôt affaiblis dans les parties supérieures. Ils sont
liés par le bruit d'un corps gras, épais, qui serait froissé, et en
dehors, sous l'aisselle, ce bruit de corps gras ressemble au frois-
sement du parchemin très-sec.

Il n'y a rien en arrière. La systole et la diastole ont plus d'am-
pleur et le cœur joue mieux. Le bruit mitral, assez vibrant, est à
peu près le *sol ;* le bruit aortique est exactement le *la,* mais sec.

24. — Il a continué son travail comme il a pu, le laissant, le
reprenant à chaque heure. On voit battre la pulsation cutanée un
peu plus haut et en dehors que la dernière fois. Les bruits du
cœur sont les mêmes et s'entendent bien.

Le bruit péricardique est devenu plus rude ; c'est un bruit de
broiement comme celui de deux mâchoires qui broieraient des
pois chiches. Pouls tremblant : une forte pulsation suivie de 4 ou
5 petites.

17 juillet. — Il a continué tous les jours son travail, qu'il appelle modéré. Le foie a pris beaucoup de développement; il s'y
plaint de douleurs lancinantes, sans lesquelles, prétend-il, il irait
bien. Matité précordiale diminuée, bruits de frottement très-faibles.
Le cœur à l'auscultation paraît se mouvoir avec plus d'aisance ;
la main y perçoit néanmoins un léger frémissement, surtout vers
la pointe. Le bruit mitral est plus grave, c'est un *ré ;* le bruit
aortique est un *sol.* Il survient donc une dilatation des deux

orifices. Le pouls se marque à peu près; il est assez vite, mais très-faible.

Repos absolu, frictions mercurielles sur l'épigastre. 10 centigrammes de poudre de digitale chaque jour en deux fois.

22. — Grande amélioration; pouls régulier, un peu plus ample. Aucun bruit de frottement, le cœur a repris son rhythme; il bat d'une façon bien mesurée un *ré* et un *sol*. Matité de 2 pouces carrés environ. Le cœur reste abaissé, on ne voit plus battre sa pointe. Continuer 0^{gr},05 de digitale pulvérisée tous les jours; vin de quinquina.

Quinze jours après, le malade peut vaquer sans faiblir aux travaux de la moisson. Il a continué de se bien porter.

La digitale donnée sur la fin de la maladie a justifié l'action renforçante sur la contraction du cœur qu'on lui attribue.

Cette observation a-t-elle réellement de l'intérêt? porte-t-elle en elle-même quelque chose de substantiel qui fasse réfléchir et qui soit un jalon placé pour diriger de nouvelles recherches? Nous osons le croire. Cette évolution de la résonnance mitrale, qui va jusqu'au-dessus du *si*, pendant que celle des sigmoïdes reste invariable, est très-significative. Elle confirme l'affirmation de Grisolle, qu'il était facile de révoquer en doute, et qui n'a été reproduite nulle part.

Dans la péricardite, ce sera un fait acquis, les bruits du cœur ont une tonalité variable, résultat des modifications matérielles qui se produisent à l'extérieur de sa substance. Et ce fait n'est pas de pure curiosité, c'est un fait de pratique. Il servira de guide au clinicien au milieu de la confusion d'éléments morbides engendrée par la série des complications, souvent obscures dans une maladie de ce genre.

Il eût été difficile de songer que ces recherches seraient applicables aux anévrismes de l'aorte. Ce qui a été dit des bruits morbides dans ces cas ne paraît pas, en effet, fournir un point de départ assez certain pour arriver à des conclusions incontestées. On a admis des bruits de pulsation et des bruits de transmission. Ils sont réels, mais leur explication donne encore lieu à des difficultés. Frémissements vibratoires et bruits hydrauliques plus ou moins confus, tel est tout ce que l'on doit trouver dans le premier cas, d'après ce que nous avons dit des parties chantantes du cœur. Mais, très-souvent, cet organe se trouve sur les confins de l'anévrisme, et celui-ci peut même anticiper sur ses limites et émerger pour ainsi dire du péricarde. Alors surviennent des bruits que l'on appelle de transmission, à juste titre, parce qu'au fur et à mesure que la déformation artérielle fuse en haut ou en bas, elle propage avec elle les bruits émanés du tronc commun. Lorsque l'on a avancé que dans ces bruits transmis, le second manque plus souvent que le premier, on est resté fidèle à la loi des faits ; le bruit de systole est purement actif, celui de diastole est à la fois actif et passif, et, eu égard à cette passivité, il a plus sujet de disparaître que l'autre. Cependant il peut le dominer aussi dès que les conditions matérielles de propagation lui deviennent plus favorables. Nous avons eu occasion de soigner un homme de 59 ans, grand, maigre et sec, chez lequel un anévrisme de l'aorte à sa naissance s'est insensiblement propagé, pendant 15 mois, jusqu'au niveau de l'ombilic où il s'est arrêté. Au fur et à mesure de sa progression, les bruits d'origine le suivaient, en se modifiant, mais sans se dénaturer complétement; ils s'étendaient dans un rayon d'autant plus large qu'ils rencontraient des organes solides, etc. Le second était toujours plus faible, plus fugitif ou plus bref que le premier. Au fur et à mesure aussi que des incrustations tapissaient les parois primitivement distendues, leur région devenait à peu près muette. En somme, la principale cause des bruits anévrismaux variés, ce sont encore les valvules; ce que le diapason peut aider à vérifier, bien que difficilement.

Voici un cas assez curieux d'une maladie de l'aorte, dans laquelle la sonorité cardiaque a été étudiée d'assez près. Peut-être éclairera-t-il légèrement la question.

Homme de 64 ans; taille courte, abdomen proéminent; tempérament bilieux, sanguin; ayant eu une congestion cérébrale avec paralysie du côté droit à l'âge de 60 ans; l'année suivante des épistaxis considérables, et tourmenté depuis par une soif constante. Pour éviter une nouvelle rechute de congestion, il marche beaucoup et prend de l'exercice de toutes manières.

Il vient nous consulter en avril 1876. Il éprouve des douleurs de poitrine dont il ne peut rendre compte; il a des étouffements et de la toux qu'il attribue à une légère atteinte de grippe. Il a perdu l'appétit, n'a plus de courage et se trouve tout changé.

Visage animé, fond du teint un peu pâle, yeux brillants, langue blanche; sa soif n'a pas augmenté; il urine modérément. Il se tourmente beaucoup d'une constipation habituelle.

Pouls rapide et très-inégal, faible et manquant assez souvent.

Quelques stases sanguines par places en avant et en arrière de la poitrine. En dedans de l'omoplate gauche le bruit expiratoire est exagéré. Il n'y a là ni matité ni bronchophonie. La sonorité pulmonaire est assez bonne. Le cœur oscille en battant. Il ne semble pas tenir de place, à cause de l'irrégularité de ses contractions. La systole donne le *ré*, la diastole donne le *la*, tous deux très-clairs. Cette distance entre les deux notes nous paraît la cause des faux pas de l'organe et du malaise du patient, à part la cause première, qui ne nous semble pas très-apparente. C'est surtout à la surface droite du thorax, puis vers la troisième côte gauche et sous le bras que l'audition des palpitations peut se faire; elles sont comme un peu éloignées, et il faut une grande attention pour bien les juger. Partout ailleurs, silence complet. Vers le mamelon et au-dessous, large matité sans hauteur; seulement elle se continue un peu sous le sternum. Le ventre est ballonné, mais sans fluctuation; pas de bouffissure aux jambes.

Quelques vésicatoires, du kermès, de la digitale dissipèrent les congestions pulmonaires, mais non la maladie principale. Vers la fin de mai, le patient se crut guéri, nous ne le revîmes plus. Le nœud de la difficulté restait à dénouer cependant, et nous nous mîmes aux aguets.

Cette matité silencieuse entourée de centres de battements, comme dans un fer à cheval à convexité supérieure, nous faisait songer à une péricardite. Mais la loi de transmission des sons à travers les liquides n'était pas favorable à cette idée. Il devait y avoir là un tout autre intermédiaire; quel pouvait-il être? La conservation des forces et la continuité d'une sorte de vie active faisaient rejeter le soupçon d'une endocardite aiguë. L'hypertrophie était-elle plus acceptable? Mais elle n'amène pas une altération de sonorité pareille, et puis elle a des mouvements actifs très-nettement caractérisés; et si elle existait, elle n'était pour rien dans ce désordre. Nous en revenons donc à la croyance qu'un corps interposé entre le cœur et la paroi costale est la cause de ces échos si remarquables, et que le bruit expiratoire en arrière peut bien être l'effet de sa présence. Sans nul doute, c'est un anévrisme de l'aorte.

Nous sommes rappelés le 15 juin. Les bruits ont perdu de leur clarté. Le premier est éclatant, sonore, métallique, un peu au-dessous du *ré*; le second est descendu au *sol*; assez court, il a parfois quelque chose de râpeux.

29 juin. — Jambes enflées, surtout la gauche, — un peu d'ascite. Bruit diastolique égal au *ré*. La dilatation de l'orifice aortique suit celle de l'orifice mitral. Il n'y a plus autant d'intervalle entre les deux; est-ce pour cela que la maladie a des moments de relâche?

Nous croyons sentir une déformation de la paroi costale sous-mammaire; l'anévrisme que nous soupçonnons nous paraît dès lors hors de doute. Il nous semble que la masse du cœur a basculé sous les processus aortiques, la pointe en arrière. Un excellent confrère, qui voit le malade un mois après, partage cette opinion. Le pouls est très-inégal toujours; quelquefois il se laisse assez bien compter. Il se fait même une amélioration dans le courant du mois de septembre.

Vers la fin de ce mois, il survient des douleurs atroces, surtout dans la région épigastrique; on les attribue à l'étouffement, à la gêne de la circulation, etc.; elles sont dues à la propagation de l'anévrisme vers les parties inférieures. Vers le cou, on ne sent rien, il n'y a pas de reflux veineux.

3 octobre. — Un peu de frémissement à l'épigastre, on y entend les bruits du cœur, mais faibles; sous le sternum, du souffle rude dans le lointain. Les échos à la surface pectorale, très-intenses, il y a quelque temps, sont devenus très-faibles.

20 octobre. — Après une courte accalmie, les souffrances sont un véritable martyre; le pouls se sent à peine : engourdissement dans les jambes. Bruits du cœur, ceux d'une corde de basse touchée dans le lointain; une note à peu près les sépare; ils sonnent faux et sont mêlés de sons harmoniques, ce qui les fait ressembler à une sorte de piaulement douloureux avec un accent lamentable, même lugubre.

28 octobre. — Pouls imperceptible. Les bruits du cœur ne chantent plus, parce qu'ils vibrent mal. Ils sont rudes et raides, si l'on peut dire, comme si les valvules étaient encroûtées d'une substance poisseuse. J'annonce une mort prochaine.

2 novembre. — Étouffements, délire, souffrances atroces au-dessus de l'ombilic. Le ventre s'est tuméfié tout à coup d'une manière considérable, et pourtant il ne fluctue pas; il est douloureux à la pression. Également les jambes sont devenues énormes; il faut les lui lever pour changer de place, et ce n'est pas sans cris. Une déchirure des parois de l'aorte abdominale est certaine. Le malade meurt le lendemain.

VII.

Presque tous les faits relatés ici ont été pris *œgro ambulante;* on pouvait être désireux de les observer au chevet, dans une de ces maladies qui ont tant occupé l'attention des observateurs depuis trente ans, je veux parler de l'affection rhumatismale dont on connaît le douloureux contre-coup sur le centre circulatoire.

Est-il possible de saisir d'emblée, par l'auscultation musicale du cœur, les premières atteintes de ces métastases? Nous croyons que cela est d'une grande facilité et que le diagnostic en acquiert un degré rare de rectitude et de précision.

Observation. — *23 décembre 1875.* — Appelé près du jeune X...., ouvrier des forges, gros et grand garçon, robuste, âgé de 17 ans, d'un tempérament lymphatique sanguin, et ne se plaignant jamais depuis longtemps.

Il a commencé à souffrir vers le 18; abattement, perte d'appétit, coryza, toux légère.

Il a pris, le 20, un éméto-cathartique qui ne l'a pas soulagé. Aujourd'hui il a des douleurs violentes dans toutes les jointures des membres inférieurs jusqu'aux orteils. Le pouls est à 100, la langue chargée, de la soif. Respiration un peu rude en arrière, bruits du cœur *naturels.* Potion nitrée à 8,0; diète.

26. — A senti la nuit un malaise dans la poitrine, la sensation d'une barre *traversant le cœur.* Chaleur sous l'aisselle à 39° ½. Les douleurs de rhumatisme sont repassées aux membres supérieurs. Les deux bruits du cœur paraissent altérés. Quelle est cette altération?

Prescription : 10 ventouses scarifiées autour du sein gauche, infusion de digitale avec 0^{gr},60 de feuilles. On supprime le nitre, qui avait été porté à 15 grammes.

27 décembre. — Écoutées au diapason, les deux notes du cœur sont rapprochées l'une de l'autre; la première a monté, la seconde a descendu; léger bruit de gravier au premier temps; pouls à 100; langue chargée d'un enduit brunâtre.

Ainsi le bruit mitral, qui était pur dès les premiers jours de la maladie, s'est élevé au-dessus du *sol;* le champ vibratoire de la valvule a diminué. Pourquoi? Celui de l'orifice aortique s'est étendu. Il n'est pas indifférent de connaître ces modifications; en les suivant jour par jour, on ne reste pas surpris des incidents qui en découlent; on se les explique, et c'est déjà quelque chose assurément.

Dix sangsues sous le sein gauche; digitale à 0,80 centigrammes; bicarbonate de soude dans la tisane.

28. — A peu près même état; beaucoup de soif. Digitale à 1ᵍʳ,20.

29. — Diminution générale des douleurs, mais le rhumatisme existe toujours; le malade dit ne plus rien éprouver du côté du cœur; les *deux bruits* se sont éloignés, et la crépitation fine ne s'y entend plus. Pouls à 80; toujours beaucoup de chaleur à la peau; appétit (?).

Digitale, 2 grammes, pour 36 heures, dans 100 grammes d'eau; nitrate de soude, 6 grammes; vésicatoires sur la région mammaire. Pas de matité exagérée dans cette région.

30. — Le rhumatisme affecte surtout les lombes et les épaules; le malade ne peut se lever sur son séant; langue toujours sèche et chargée; pouls à 75; premier bruit du cœur *un peu sourd,* deuxième naturel.

2 janvier. — A craché du sang. Il est survenu de la toux, un peu d'oppression; rien dans les poumons en avant.

On roule le malade, qui ne peut se plier, sur le ventre pour pratiquer l'auscultation à la partie postérieure; il y a à gauche de la sibilance, mais dans quelques places seulement, avec une inspiration exagérée. Les poumons commencent à se congestionner. Le bruit mitral continue à s'abaisser, il est au-dessous du *sol,* vers le *mi;* on dirait en même temps un souffle léger, profond, comme dans l'infundibulum valvulaire (?) Chaque quatre pulsations, il y a une intermittence. Le pouls à 76, largement ondulé; 40° sous l'aisselle. 15 ventouses scarifiées. Continuer la digitale.

3. — Pas d'amélioration; respiration saccadée. Les bruits du cœur ont quelque chose de gêné, comme s'ils ne se développaient pas, manquaient de champ. L'intermittence du pouls continue; également parfois un peu de bruit de souffle, ce qui s'explique par l'intermittence.

Nous prescrivons une potion stibiée à 0ᵍʳ,15, qui produit deux vomissements médiocres et des selles involontaires abondantes.

4. — L'état fébrile diminue. Tolérance de l'émétique.

5. — La poitrine est en meilleur état. Potion stibiée à 0ᵍʳ,20.

7. — Se croit guéri. Le premier bruit du cœur est sec et

très-court (1), un peu moins grave; le second un peu au-dessous du *si*.

9. — La langue se dépouille; il n'existe plus de douleur. Pouls sans résistance, calme, sans tension à 76; grand appétit.

11. — Toujours mieux; se lève une heure. La chaleur sous l'aisselle est encore à 38° ½. Bon sommeil, pas de soif; audition des deux notes du cœur au diapason assez satisfaisante.

« L'organisme se guérit lui-même, le médecin ne fait que le placer dans des conditions favorables au retour d'un mode de fonctionnement régulier. » (Gubler.) Cette proposition, bien qu'émanée d'un professeur éminent, laisserait croire qu'il n'est rien de plus facile que de traiter un malade. Mais les conditions favorables au retour de la santé n'apparaissent pas toujours avec une clarté sans mélange. L'art médical exercé au chevet de la douleur rencontre des éléments divers qu'il faut savoir concilier ou subordonner les uns aux autres dans une hiérarchie légitime; le chapitre de l'imprévu en outre lui fournit mille occasions de surprises. Nous aimons mieux cet aphorisme solennel: « L'art est long, le jugement difficile. » Oui, c'est par le jugement que l'on pèche, car il n'est pas aisé toujours de le porter à point nommé. Il n'est pas donné à tout le monde avec une égale mesure; on penche à droite ou l'on verse à gauche, et il est difficile de se tenir dans ce milieu où gît, dit-on, la sagesse. L'histoire le prouve surabondamment lorsqu'elle étale aux yeux curieux les nombreuses variations de l'esprit humain, toujours porté aux extrêmes. Non, non, tous les hommes ne sont pas doués de la faculté rationatrice. Les idées n'émanent pas de la masse, elles sont plus haut, et c'est à celle-ci de s'élever avec effort vers elles. Aussi lui faut-il des maîtres pour empêcher la dispersion de ses sens, et ces maîtres c'est Hippocrate ou Galien, Stoll ou Brown, Broussais ou.... Benech, suivant le caractère d'énervement ou d'excitation des différentes époques de la vie sociale. En somme, l'art médical est une stratégie où les coups hasardés sont quelquefois les plus heureux, où il faut savoir deviner sans cesse et porter sur tous les horizons des yeux vigilants. La médecine est un champ de bataille.

Dans le cas qui nous occupe, il aurait fallu commencer par où l'on a fini, et l'on eût mis plus vite l'organisme en bonne voie.

Mais on ne jugule pas toujours les maladies; elles ont une évolution particulière, un besoin de se développer et d'arriver à

(1) C'est le claquement ordinaire d'une valvule qui tend vers la guérison.

l'épanouissement pour des causes et des raisons sur lesquelles on n'est pas encore d'accord. Est-il sûr que votre médication finale eût réussi au début? C'est à savoir. Il y avait un choix à faire entre plusieurs agents pharmaceutiques, également vantés. La digitale, dont on parle tant, qui sollicite sans relâche la curiosité des expérimentateurs, a échoué entre nos mains. Ce n'est pas cependant la première fois que nous l'employons. Et si elle a échoué, ne serait-ce pas à cause de l'incertitude où l'on est encore sur ses vertus réelles? Après avoir passé pour être l'opium du cœur, son sédatif par excellence, on lui accorde le titre de tonique de la circulation centrale. Ses doses modérées ralentissent et *régularisent* la circulation cardiaque (Gubler) en élevant la tension vasculaire. Des doses toxiques ramènent la précipitation et le désordre.

Nous avons observé dans plusieurs cas, assez rares, il faut le dire, ce désordre et cette précipitation. Lorsque ces accidents se présentent, inutile de continuer le remède, il est tout à fait inefficace, bien plus, il est nuisible. Cette précipitation du pouls nous paraît être une réaction de l'organisme contre l'inopportunité d'une substance qui n'est plus, dans toute la force du terme, qu'un poison.

L'observation qui précède donnerait raison à ceux qui affirment qu'à dose moyenne ou thérapeutique (1) elle a une action spéciale sur la contractilité cardiaque, qu'elle renforce les contractions du cœur, et qu'à dose plus grande elle le tétanise. Il n'était pas sans péril, en effet, d'aller ici au delà des 2 grammes prescrits. Au fur et à mesure que nous augmentions la dose, nous nous éloignions du but désiré. Il nous semblait sentir le cœur se congestionner chaque jour davantage. Arrivé à 2 grammes, nous ne trouvons qu'une diminution de 25 pulsations après sept jours d'emploi bien continué; le pouls reste même stationnaire à 75. Il survient une intermittence qui nous rend perplexe, et n'y voyant qu'un effet d'une sorte d'action tétanique dangereuse, nous supprimons le remède. Ce qu'il est encore bon de faire remarquer, c'est que la chaleur diminue peu, et que les valvules se congestionnent plus qu'auparavant, allant jusqu'à produire un souffle dû peut-être à un état spasmodique particulier.

Tout n'est donc pas dit sur la vertu antipyrétique de la digitale. Il peut se faire qu'avec certaines organisations elle eût besoin, pour apparaître, d'adjuvants puissants, comme la saignée, etc.

Ici, en trois jours, le tartre stibié a produit un effet très-heu-

(1) Bernheim. *Revue médicale de l'Est*, mai 1875.

reux; il a été franchement résolutif sans les effets ordinaires de superpurgation. A la suite de son emploi, la langue s'est dépouillée, le calme est survenu, le malade a pu se lever une heure au bout de quelques jours.

Il reste encore beaucoup à faire dans le traitement des maladies du cœur, et chaque jour on y ajoute encore des modifications utiles. Les auteurs le décrivent parfaitement et sans qu'il y manque rien. Mais ces descriptions méthodiques ne suffisent pas toujours à éclairer le jugement, à fournir une décision prompte et efficace; ou bien soit par la faute du malade, soit à cause du scepticisme médical, on n'y reste pas assez fidèle. De tous les moyens préconisés, les évacuations sanguines au début, lorsqu'on n'agit pas sur les populations chétives et usées des hôpitaux, sont les plus héroïques, parce qu'elles peuvent couper court à la maladie. Sans approuver la méthode de M. le professeur Bouillaud, nous donnerons comme exemple et comme preuve un cas d'endocardite cité dans sa *Clinique médicale* (1), dans lequel les saignées répétées sont rapidement suivies d'une guérison solide.

Sans prendre modèle sur ce cas, chose impossible de nos jours, il faut le tenir en une certaine considération et en rappeler le souvenir à l'occasion, ne serait-ce que pour s'enhardir à faire mettre au moins quelques sangsues.

On a vu, par les observations III et XII, le bon effet de l'émétique. C'est à expérimenter. Les alcalins ont aussi leurs jours d'emploi, ainsi que les vésicatoires répétés. Nous employons peu la digitale et nous nous en défions. Voici cependant un cas où elle a eu de l'efficacité.

Un jeune étudiant de 17 ans se plaignait depuis longtemps d'un malaise général avec essoufflement, insomnie et palpitations violentes. Les bruits du cœur étaient tumultueux, à 120, sans altérations bien évidentes, et surtout avec une apyrexie complète. Le cœur semblait danser dans la poitrine pendant l'auscultation, et n'avoir pas un centre de gravité fixe, oscillant à droite et à gauche. Il prit des pilules avec poudre de digitale, extrait de quinquina, et alors elles lui firent grand bien. « Je ne puis plus m'en passer », me disait-il six semaines après, ce qui prouverait encore l'action régulatrice et renforçante que la digitale exerce sur le muscle cardiaque. Il faut dire que ce jeune homme avait pris auparavant du quinquina sans succès.

(1) Tome II, page 365.

Une remarque importante à faire en terminant notre sujet, c'est que l'on ne se montre pas assez sobre de pronostics désespérants en traitant les affections cardiaques. « Ces maladies ne se guérissent pas », me disent quelquefois des malades qui l'ont appris d'un médecin trop découragé. Eh bien, c'est là une opinion fâcheuse et qu'il faut combattre à outrance.

Prises au début, ces maladies se guérissent comme la pneumonie, la pleurésie, etc.; elles s'atténuent, elles se calment, le cœur s'approprie à sa nouvelle situation et sert longtemps, comme il peut, ceux qu'il fait souffrir. Et puis, il faut bien le dire, il est peu de souffrances où la médecine soit plus utile que dans celle-là, elle soulage toujours.

D'ailleurs, comment vient la maladie du cœur ? N'est-ce pas par l'irritation, cette cause prochaine ou immédiate des maladies, admise par presque tous les observateurs. Et cette irritation est une action venant soit directement du dehors, soit du dedans, par le sang qui agit sur certaines parties de l'organisme et les modifie, aidé par des influences appropriées. De là une inflammation congestive qui, prolongée, devient l'inflammation avec tous ses genres. De là une modification locale qui peut se résoudre parfaitement, ou se terminer par des troubles nutritifs permanents, bien que susceptibles encore, avec le temps, d'un certain degré de résolution. Telle est, en quelques mots, la façon brève de considérer l'origine des maladies du cœur dans leur ensemble le plus primitif et le plus général. Or, cette manière exclut tout scepticisme à l'égard de leur curabilité.

Comme preuve à l'appui, que l'on se rappelle toutes les modifications matérielles passagères qui surviennent chez les rhumatisants ; que l'on se rappelle ces ophthalmies si graves chez les scrofuleux, à la suite desquelles la conjonctive, la cornée ne conservent que des traces assez restreintes de dégradations inflammatoires considérables. Pourquoi, dans notre cas, n'arriverions-nous pas à des succès assurés tant qu'il n'y a pas déformation des tissus ou lorsqu'on n'a devant soi que la multiplication des éléments cellulaires avec la possibilité de leur résorption ? Si l'on se mettait en quête d'un succès, peut-être le trouverait-on. Ne nous attachons pas à considérer dans les valvules les produits inflammatoires d'après la loi générale qui les régit ailleurs ; ici ils ne se passent pas sur un point immobile, ils sont dans un courant rapide et au centre de mouvements de tension et de compressions énergiques très-favorables à leur résolution. Aussi, qu'on le remarque bien, les cardiopathies durent longemps ; elles se passent dans des alternatives de disparition et de retour qui sont les éléments principaux de leur histoire. Mais ce qu'il est surtout consolant de rappeler, c'est qu'à la suite d'un processus inflammatoire le tissu primitif tend à se reconstituer parfois avec des qualités meilleures ; de nouvelles fibres musculaires, d'après certains histologistes, peuvent remplacer les anciennes. Cette opinion du rajeunissement des tissus n'appartient pas seulement à ces chercheurs, elle est un fait d'expérience de longue date, fait rare, il est vrai, mais qui existe. On a vu survenir la guérison parfaite d'une maladie chronique surprise à l'improviste par une crise suraiguë ; c'est là un cas de pathologie générale incontesté, et qui ne peut être dû qu'à une réviviscence véritable.

Soyons donc moins sceptiques à l'égard de la curabilité des maladies du cœur, et sachons harmoniser tous ces tronçons épars de médications diverses qui peuvent donner, par leur coordination avec les faits anatomiques, une méthode de traitement mieux raisonnée et plus efficace par conséquent.

Il ne faut pas que cette triple étude : modification progressive des bruits du cœur, altération des tissus, travail incessant des éléments morphologiques, soit un vain spectacle qui rehausse la science du médecin sans accroître ses moyens de vaincre.

VIII.

Ce serait presque une rêverie, comme le disait le professeur Monneret, si l'on n'étudiait les bruits du cœur qu'au point de vue de quelques rétrécissements ou insuffisances rebelles à tout remède. Oui, si l'on s'en tenait là, si le diagnostic, sans aucune chance d'aider à guérir, n'était en somme qu'une œuvre de merveilleuse prestidigitation à l'usage des raffinés de l'art, ou encore un épouvantail pour le plus grand nombre, on pourrait reculer et sortir avec joie de ces distinctions subtiles, sources de chicanes et de déconvenues. Mais heureusement on n'a pas pris garde aux difficultés, on a marché, on a déblayé le terrain et il n'y a plus d'épouvantail pour personne. La conciliation se fait sans obstacle. Grâce aux recherches actives des travailleurs, la sonorité du cœur, avec ses déviations et leurs nuances multiples, sera le signe primordial de la maladie; le signe autour duquel se grouperont tous les autres pour exprimer une figure achevée. Cette sonorité, considérée à tous les âges et d'après tous les degrés de la maladie, forme un tableau dont tous les traits s'associent pour arriver, sans rupture aucune, à une expression dernière qui est la catastrophe; chaque trait y est un signe, comme dans le discours chaque mot tient l'idée suspendue, tout en servant à la développer.

C'est d'abord l'organe avec ses quantités de mouvement, mouvement qui fait parler les parties chantantes; ce sont les valvules avec leurs notes calmes, bien rhythmées, moins voilées que discrètes et toujours frappées juste. Mais voici le point noir ; le début toujours latent, inaperçu bien des fois : la note est plus sourde, quelquefois plus aiguë, rien que cela et c'est beaucoup. Il y a tant de justesse, une coadaptation si mathématique dans l'assemblage! Il faut si peu à l'anche du hautbois pour ne plus donner des sons moelleux et bien articulés ; il faut si peu dans une conjonctive pour que la paupière se ferme mal et avec peine. Pareillement dans les valvules, un peu de sang, une tension moins forte, et la note s'altère. Mais cela passe ; on l'a peut-être entendue une fois, trois fois, on n'y a pas attaché d'importance ; on ne songe pas à ce qui va survenir. La note est plus sourde, elle a une vibration plus longue, plus large ; déjà le tissu est plus épais; on reconnaît des bruits plus éclatants. Cela mérite-t-il attention ? C'est un effet de mouvement, ne nous y arrêtons pas. Mais cependant écoutez-bien encore, saisissez ce claquement, ne dirait-on pas que la soupape a un abaissement inégal? parfois comme une échappée de souffle qui s'enfuit à la fin de la vibration ? Voilà bien le commencement de la maladie; cette fois il n'y a plus à hésiter, et si l'attention est en défaut, le mal à venir accusera l'observateur de négligence, car de fugitif, ce souffle devient permanent et plus accentué chaque jour. C'est le plus souvent par l'orifice mitral que la maladie s'annonce, en raison même de l'importance de cet orifice et de sa richesse d'activité physiologique ; et son bruit descend d'une note, de deux notes, de trois et davantage ; la dilatation se fait dans les tissus; une ondée plus forte envahit le ventricule, et finit par distendre l'orifice de sortie, qui lui aussi donne un ton insensiblement plus sourd, moins élevé ou plus lâche. Puis cette dissociation d'harmonie entre les deux ouvertures réagit sur la totalité de l'organe ; sa substance, ses colonnes charnues, ses ressorts tendineux, se congestionnent, se dilatent, se raccourcissent ou s'allongent; d'où ces ondulations vibratoires qui accompagnent le mouvement, donnent à la note un ton plus grave, ou par raréfaction de la fibre contractile, plus de hauteur, plus de clarté. Les valvules, tourmentées à chaque contraction du cœur ou dénaturées par l'inflammation chronique, se crispent, se déforment, se revêtent de concrétions et fournissent ces bruits si savamment étudiés et qu'il importe tant de considérer dans les situations les plus diverses. Tous les signes généraux des maladies du cœur, ceux que l'on appelle dynamiques, tendent à se confondre, à s'entremêler autour de chaque variété et à la ramener aux autres par un certain air de ressemblance. Mais quelle précision dans les accidents de sonorité, dans les écarts du rhythme normal, dans les nuances mathématiquement formées d'un accord quelconque ! comme ils s'appliquent bien aux cas particuliers, et comme ils servent, aidés d'une séméiologie rigoureuse, à le désigner séparément ! Enfin, il vient un moment où cette musique, dont chaque note est un signe ou une voix qui parle, ne sert plus ; elle s'affaisse dans une sorte de bruissement général ; les forces physiques l'emportent sur les harmonies physiologiques dissociées ; alors surviennent deux bruits sourds, les bruits de l'asystolie, le glas funèbre d'une mort prochaine contre laquelle le médecin jette encore un trait inoffensif.

IX.

La médecine a ses théories et ses applications pratiques, un domaine qui lui est réservé et dont les profanes ne franchissent point l'enceinte. Mais elle n'y est pas immuablement enfermée, et par privilége inhérent à son essence, elle peut, lorsqu'il lui plaît, gravir les sommets les plus élevés de la compréhension humaine. Sur ces hauteurs elle a sa place marquée, un rôle à remplir. Toute question de physiologie ou de pathologie ne se noue-t-elle pas avec les théorèmes sublimes des philosophes ou des théologiens ? La nôtre, bien que modeste, peut aussi s'élever et prendre essor vers ces régions. Les battements du cœur sont une harmonie : voilà le côté philosophique de son étude ; cet organe a des notes qui, dans le langage musical, sont deux modalités les plus expressives de la vie. Le *sol*, la note de l'allégresse, de la bravoure, de l'enthousiasme ; le *si*, la note de la tendresse, si proche de la douleur qu'elle s'y confond toujours. Et voyez comme cela est justifié par les faits. Avec quelle force expansive la valvule mitrale envoie généreusement ses ondées sanguines du centre à la circonférence ; comme la joie s'élance avec chaque ondée portant la confiance et l'audace à toute particule vivante ! Mais que la douleur survienne, les valvules aortiques, relâchées, retombent d'elles-mêmes, le sang ne circule plus, il s'arrête ; encore un peu, il se figerait dans les cavités ventriculaires inertes et crispées. La tristesse me brise le cœur, dit-on ; mon cœur bondit de joie ou exulte d'espérance. C'est au cœur, en effet, que se rapporte tout ce que les langues expriment de délicat et d'exquis. Ma mère ! mon fils ! que d'éloquence dans ces deux expressions !.... Mon bien-aimé, ma vie, mon tout ! c'est le langage du cœur le plus riche dans sa simplicité et, avec quelques mots, le plus persuasif, le plus pénétrant. Et l'on voudrait nous le faire croire, un néant aveugle, enfermé dans l'inertie du rien, a pu placer dans la poitrine de l'homme un organe qui, en lui donnant la vie et la réparation, exhale en même temps un chant de joie. Non ! non ! il a fallu pour cela, la main d'un magnifique artiste, maître de lui-même et par conséquent tout-puissant. Oui, le cœur est véritablement, comme une harmonie, un chant de joie, et la science ne fait que confirmer ce que l'on savait déjà par intuition ou par sentiment.

L'homme dans sa virilité mâle et fière élève-t-il ses regards vers son créateur et son Dieu, c'est le cœur qui lui chante sa prière, comme il chante l'hymne d'amour de la fiancée toute ravie du titre d'épouse qui l'attend. Mais tout n'est pas bonheur dans le cœur de l'homme. Si l'instrument est apte à exprimer la joie, plus encore a-t-il l'occasion de ressentir la douleur ; la douleur, compagne de la tendresse, disions-nous : deux sœurs qui se partagent la vie. Le *si* bémolisé est son expression matérielle, sa caractéristique. Faudrait-il s'étonner que le *si* naturel devînt *si* bémol sous la pression de la tristesse ? Nullement : tout est possible ici, tout est à découvrir et à révéler ; nous ne faisons qu'indiquer la voie.

Venez, organiciens sévères, expérimentateurs avides de vérité, appliquez votre oreille à cette poitrine, et, dites-moi, que s'y passe-t-il ? quels chants y entendez-vous ? quelles mélodies ? Toutes les notes d'un clavier magnifique ne s'y retrouveraient-elles pas ? N'est-ce pas à cette source que Bœthoven, d'immortelle mémoire, puisait ces sublimes accents que l'on eût dit d'un autre monde. Et vous en étonneriez-vous ? Notre âme, comme a dit Pascal, n'est-elle pas jetée dans le corps pour y trouver nombre, temps, dimension? Et qu'est-ce cela sinon l'harmonie matérialisée et idéalisée à la fois? Lui refuseriez-vous à cette harmonie un foyer principal, un centre de vie propre? Si déjà vous admirez dans les mouvements humains des phénomènes si admirables de statique et de physique animées, une si belle combinaison d'accords merveilleux entre nos différents organes, pourquoi, par une progression toute logique et toute naturelle, n'admireriez-vous pas aussi au sommet de ces perfections réunies une mélodie ineffable dans les battements du cœur, dans la sonorité d'un organe qui est véritablement comme le nœud de la vie, le moteur qui la développe et la fait grandir?

Vous le savez bien : à tout ce que l'âme humaine ressent d'affectif, d'ému, de passionné, le cœur donne, pour ainsi dire, l'éclat, la chaleur et la mesure. Et cette vie qu'il donne, se traduit par une mélodie intérieure dont on ne sent que l'impulsion vague, bien que souvent le langage parlé la traduise avec une éloquence admirable. Vers la personne aimée comme il s'élance avec joie! quels battements expansifs! quelles diastoles franches et harmoniques! On ne meurt jamais de joie, dit-on. Mais comme il se crispe et se contracte, comme il bat à faux s'il est comprimé par la haine ou l'envie! Que la colère le saisisse, écoutez-le : peut-être l'entendrez-vous rugir. C'est que c'est par le cœur que les passions bonnes ou mauvaises, les sentiments généreux ou pervers prennent en nous de la consistance, de la plasticité, pourrait-on dire. Amour ou haine, en passant par notre cœur, imprègnent jusqu'aux plus lointaines radicelles de l'organisme. Veut-on subjuguer et entraîner? c'est lui qu'il faut toucher tout d'abord. Il se crève sous le poids des amertumes de la vie, il se dessèche et s'atrophie de dénûment moral. Toutes les déformations signalées et mises à nu par le scalpel ont une concordance exacte avec les états variés de sa vie passionnelle. Bien avant l'anatomie pathologique, le langage moral avait désigné ces déformations par des images d'une justesse et vérité d'expression frappante.

Aussi quel organe admirable! quel instrument délicat! quels soins attentifs il exige! comme il le faut ménager! Il se froisse si aisément et, trop souvent froissé, il se fausse, il se déprave, il se brise. Et ce qu'il y a de plus étonnant dans la vie du cœur, c'est sa mort anticipée : non-seulement il se fêle, et laisse s'échapper les senteurs vivifiantes qu'il contenait comme un vase d'un grand prix, mais il peut encore mourir sans être mort. Lui, l'*ultimum moriens*, l'organe nourricier par excellence, il ne vivra plus et il battra, il ne sentira plus rien, et continuera de se mouvoir comme un levier inerte, mort dans un corps vivant, mécanisme et non plus organe régénérateur que le bonheur ou la tristesse faisaient palpiter et chanter. Oui, le cœur, cette douce et intérieure mélodie de l'âme humaine, et sans lequel peut-être celle-ci resterait toujours confinée dans les froides régions de la raison pure, peut mourir de cette mort ne faisant plus de l'homme qui le porte qu'une mèche fumante. Il semblerait qu'une substance étrangère s'est incrustée dans ses fibres, dans ses ressorts les plus déliés, dans ses cordes les plus délicates, le matérialisant de manière à ne plus lui laisser que la force d'impulsion nécessaire au cours du sang; et cette substance au contact mortel, elle se nomme la Dépravation.

Nancy. — Imp. Berger-Levrault et Cie.